JN036943

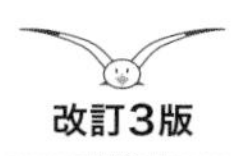

改訂3版

緩和ケア
ポケットマニュアル

Palliative Care Pocket Manual

宇井睦人 著
Mutsuhito Ui

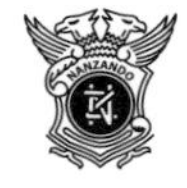

南 山 堂

改訂３版の序

「痛みや呼吸困難で苦しむ方に対し，医療用麻薬(オピオイド)をスムーズに開始できるようにするためにはどうすれば良いのだろうか？」これが私の近年における最大の探究テーマであり，初学者でも抵抗感なくオピオイドを開始できる方法を開発したいと考えていた．

このように「オピオイド開始時に多くの緩和ケア医が考えている思考を見える化し，ステップ化した方法」が第Ⅲ章で紹介している『7 steps＋E』であり，それをさらに思い出しやすいゴロにしたものが『Dr. Rods』である．これらの方法論は発展途上であるが，従来の緩和医療教育に抜けていたオピオイドの構造的な開始法は，「医療用麻薬という(医療者にも患者にも)高いハードル」に一石を投じるものと考えている．

ここ数年，患者さんやご家族から「何か苦痛を和らげる方法はないのですか？」と症状緩和を要望されることが増えた．必要とされているのはきちんと症状を緩和できる臨床の技術であり，緩和医療のスキルなくして，良質な緩和ケアは机上の空論であろう．そのための一つの方略として『緩和医療のonlineトレーニングプログラム』，略して【緩トレ】を発足した(著者略歴にWebサイト『緩和アカデミー』のQRコードあり)．悪性腫瘍はもちろん，近年増加している非がん疾患への対応などもケーススタディーを通して豊富に扱っている．本書と合わせて，ぜひ日々の学びの参考にしてほしい．

2024年３月

湘南鎌倉総合病院・さくら在宅クリニックの皆様に感謝して

宇井睦人

改訂２版の序

初版発行後の３年間で，私は二人の祖母を失った．母方の祖母が亡くなったのは昨日である．コロナ禍のため，孫である自分も葬儀にすら参列できない．やり場のない喪失感をどうすれば良いのかわからず，目に涙を浮かべながらこの原稿を記している．

緩和医療の業界では，この３年間でヒドロモルフォンとメサドンが一定の評価を獲得し，「非がんの緩和ケア」という言葉をよく耳にするようになった．医療者主導のアドバンス・ケア・プランニング（ACP）は隆盛を極め，意思決定支援やグリーフケアの方略も一見大きな進化を遂げているように感じるが，総合診療と緩和ケアを専門とする私は，自分自身のスピリチュアルペインでさえ癒せない．

しかし，それでも，と思う．

「おかげさまで痛みが取れて仕事に復帰できました」という患者さんの喜びや，「的確な投薬のおかげで苦しまずに逝けました」というような想像を絶する衰弱と死の過程を乗り越えたご家族の声を聞くたびに，人の心の深淵にはまだ届かないが，症状を緩和することの有意義さとその価値を，このマニュアルを通して私は伝えたかったのだと思う．

現場に即した一冊として，緩和ケアに関わる多くの方に手に取って頂ければ，筆者望外の喜びである．

2021年12月

前日に祖母を亡くした深き喪失の日に

宇井睦人

初版の序

私が緩和ケア研修をはじめた頃，がん患者さんを前にしてなかなかスムーズに会話ができなかったことを思い出す．それは絶望の淵にいるかもしれない患者さんとの対話に躊躇したということもあるが，経験や知識が足りないために薬剤調節や治療の選択肢の提示が円滑にできないなど，自分の知識に自信がなかったことが大きく影響していた．

このポケットマニュアルはそのような体験をベースとして，主にがんの緩和を対象として医師・看護師・薬剤師などが知っておくべき薬剤やつまずきやすいポイントについて，通読できる分量にまとめたものである．

近代ホスピスの母であるシシリー・ソンダース先生も「私ががんの末期になったときに望むのは，牧師が話を聞いてくれたり祈ってくれることでもないし，精神科医が何かを聞いてくれることでもなくて，正確に痛みの原因を判断し，軽減するための治療をすぐに実行してくれること」と述べている．

本マニュアルが緩和ケアを学ぶ入り口として，また場所を選ばずポケットに入れて参照できる座右の書として，そしてまずは身体的な苦痛から多くの患者さんを開放することの一助になれば幸いである．

最後に，担当してくださった南山堂編集部の伊藤毅さんに深く感謝するとともに，天国に留学中の娘・はるのに「たくさんのことを教え続けてくれてありがとう」と伝えたい．

2019年3月

宇井睦人

目次

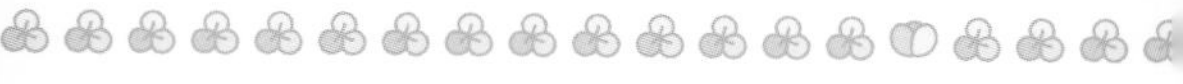

第Ⅲ章 痛みに使う薬剤のまとめ

第Ⅳ章 痛み以外の身体的苦痛のマネジメント

第Ⅴ章 精神的苦痛のマネジメント

第Ⅵ章 スピリチュアルペインのマネジメント

第Ⅶ章 せん妄

第Ⅷ章 鎮 静

第Ⅸ章 コミュニケーション

第Ⅹ章 社会的苦痛のマネジメント

巻末資料

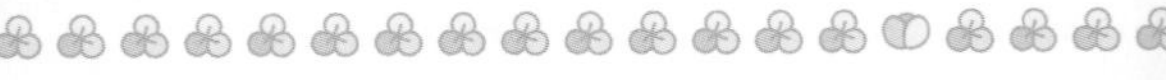

Column 一覧

prologue

prologue

緩和医療の現場で心がけていること

❶ 急性期医療の考え方からのギアチェンジ

急性期の医療では起こった問題を解決して根治(cure)を目指す「問題解決型アプローチ」が主体ですが，緩和医療が対象とする根治が望めない病態ではケア(care)が中心になるとともに，**治癒以外の目標設定を行いそのために重要なことは何かを考えることが大切**になっていきます(例：終末期の胸水貯留によって呼吸困難のため緊急入院されたが，速やかな症状コントロールと退院支援に徹することで数日でも自宅で過ごしたいという希望を叶える，など).

緩和ケアにフィットするこのような考え方を「目的志向型アプローチ」と呼ぶことがあります．行っている検査，輸液などマネジメントのすべてにおいて，「不必要もしくは患者のQOLを損なうアプローチ」になっていないか，患者さん・ご家族の希望に可能な限り沿うものになっているかを日々問い続けましょう.

私の余命が仮にあと50年あるとすれば1日は1/18,250ですが，予後1ヵ月の患者さんにとっては人生最期の1/30というかけがえのない(取り返しのつかない)1日1日をどう過ごせるかを，われわれ医療者には委ねられているのです.

❷ 患者さんと接する上で

明らかな訴えがなくとも「すべての患者さんは多かれ少なかれ不安を抱えている」と考えながら接して大きな間違いはありません. 声かけの仕方，病室のカーテンの開け方，身体への触れ方，退室時の振る舞いまで丁寧に接しましょう(ユマニチュード(注)が参考になります）．

緩和ケアの対象となる方は不安感が強いことも多く，初診時の印象はとても重要です．逆にいえばそこで信頼を得られればその後のコミュニケーションも楽になります．初対面時は特にしっかり患者さんと対話しつつ，評価するよう心がけましょう．

短時間しか時間が取れない時もベッドサイドでは座って対話をすることで患者さんが安心しやすく，話しやすい雰囲気になります．また，**症状や疾患のことばかりでは患者さんもイヤになってしまうことでしょう．意図的に力を抜いて行う「雑談」や「世間話」に必要な“教養”や“時事知識”なども，緩和ケアの現場においては特に価値が高いものです．**

注：「ユマニチュード」とは，体育学を専攻する２人のフランス人，イヴ・ジネストとロゼット・マレスコッティによって作り上げられた，知覚・感情・言語による包括的なコミュニケーションに基づいたケア技法です．

❸ 患者さんのご家族と接する上で

「家族は第２の患者」とも呼ばれ，時にご家族のほうが苦悩が大きいのではないか，と感じることさえあります．特に患者さんの容体が急に変化した時は，医療者には予測し得た変化であっても，ご家族にとっては「こんなに急に様子が変わってしまうなんて……」と絶望の淵に立たされていることを忘れるべきではありません．様々な状況の中で，医療者は多様な訴えや要望を受け止めることが求められるため，時に患者さんやご家族に対して陰性感情を持つこともあるかもしれません．そのような時でも対話を避けるのではなく，「陰性感情も感じたけれど，実際に病気を経験していない私の想像よりもずっとつらいお気持ちなのかもしれない」などと，**自分自身の感情もメタ認知しながら診療に臨みたいと考えています．**

❹ 予後予測を考えながらプランを立てる

予後予測を立てずに目の前にあるプロブレムだけに捉われてしまうと，残されている時間が限られている患者さんの貴重な時間を無駄にしてしまうことにもなりかねません．予測を立てながら日々の診療を行っていくことで，はじめてその方のゴールを見据えた複眼的な視点を養うことができますし，時期における家族の心情の移り変わりなどの経験値も深く積むことができます．また将来の予測を共有しておくことは，忙しい現場で頻繁に迫り来る病状変化や死を前にしても，チームで協調しながら患者さん・ご家族に応じた緩和ケアを提供できることにつながります．

❺ 緩和ケアで使用する薬剤の習熟

苦痛に対して薬剤を“処方できる”のは原則医師だけですが，**臨床現場でのケアの中心は看護師など多職種のスタッフ**です．たとえば主治医の不在時でも頓用指示を使用すべき時に迷うことがないように，処方を出す医師とそれを受ける看護師はコミュニケーションを重ねましょう．そして**薬剤の使用後についてもお互いの評価を確認し，共通認識をもてるよう対話を繰り返しましょう．**その恩恵は患者さんやご家族だけではなく，ひいては組織・チームの満足度向上にもつながっていきます．

また，時に薬剤よりも有用なアロマセラピー，音楽療法などの補完代替療法も考慮する視座や教養の広さを持ちたいと，日々感じています．

❻ 悩んだ時は患者のQOLを重視して考える

急性期領域で経験を積んできた医療者は，ついその診療スタイルの傾向を引きずってしまいがちです．たとえば「胸水が貯留しているならすぐ穿刺」，「食べられないなら点滴でしょう」，「高Ca血症だから治療しなきゃ！」などなど．緩和領域では患者のQOLの改善につながらなければ意味が乏しく，**侵襲的な医療行為を行うよりもケアに徹することが患者さんやご家族，ひいては医療チームの安定化（Stabilization）をもたらすことが少なくありません．方針に迷った時は「患者さんのQOLを判断の軸において」考えましょう．**

❼ 情報は信頼するが鵜呑みにはしない

他の医療者からの情報にはもちろん耳を傾けますが，「鵜呑みにしすぎない」ことも心がけています．特に患者さんやご家族の性格に関して，医療スタッフの陰性感情などから事実と食い違った認識をしていることもあり，**可能な限り自分で判断**したいと考えています（確認できるまではコメントを意図的に控えることもあります）．

以前，精神疾患・パニック発作の既往のある患者さんが呼吸困難で受診した時に，呼吸数増加による代償でSpO_2は保たれていたこともあり，「メンタルが原因の過呼吸でしょう」と助言してくれた医療者の方がいましたが，実際は胸部の聴診所見であきらかな左右差があり片肺が無気肺になっていた，ということがありました．助言はとてもありがたいのですが鵜呑みにはせず，「精神的な病態を考える時はまず身体的なものを除外してから」というような**原則を守って診療する**ように気をつけています．

❽ 同僚の医療従事者とうまく行かない時

―自分の心・信念対立との向き合い方―

緩和領域は医学的エビデンスが乏しいことも多いためか医療者間における信念対立が生じやすいのですが，それぞれのスタッフが患者さん・ご家族のことを想った上での発言・行動であることをまず理解したいと考えています．自分の意見を押し付けずに複眼的視点を持ち，相手の主張をよく聞き，建設的な議論を繰り返すことで解決に向かうことは多くあります．死後に振り返る“デスカンファ”を含めたカンファレンスでは，「相手の考え自体を責めない（no blame culture）」ことをグランドルールとして設定して冒頭で参加者に周知しておくなど，**議論の場の安全性には十分に配慮しましょう．**

倫理的問題を構造的に整理できる「臨床倫理4分割表（図）」を用いた多職種カンファンレンスも有用で，全国的に活用されているようです．紙面の都合で詳細は省きますが，ぜひ参考にしてください．

❾『家庭医療学』を学んでみよう

総合診療の基盤となる家庭医療学には緩和ケアと類似の概念も多く，お互いを学ぶことでそれぞれの理解が深まり，臨床への応用も期待できます．

「生物心理社会モデル（Bio-Psycho-Social：BPS model）」，「患者中心の医療の方法」，「家族志向型ケア」など基本的な概念はぜひ押さえておきましょう．

参考：北海道家庭医療学センターHP「家庭医療とは」
https://www.hcfm.jp/fm/index.html#moto1

医学的適応(medical indication)

1. 医学的な問題(診断・予後など)
2. 治療の目標は?
3. 治療が成功する可能性は?
4. 治療が成功しない場合の計画は?

患者の意向(patient preference)

1. 患者さんの判断能力は?
2. インフォームド・コンセント
   (コミュニケーション，信頼関係)
3. 治療を行う・行わない希望は?
4. 事前の意思表示は?(living will)
5. 代理意思決定者は?

QOL(quality of life)

1. 苦痛の評価と，今後の変化の見込み
   (身体，社会，精神，スピリチュアル)
2. QOLに影響を及ぼす因子は?
3. 誰がどのような基準で決めるか?
4. 何が患者にとって最善か?

→**誰が，どう動くか? という「Next Step」まで話し合えると，より実用的である**

周囲の状況(contextual features)

1. 家族や，関係者の考えは?
2. 医療者側の意見が中心になっていないか?
3. 経済的問題はないか?
4. 施設の方針に即しているか? 例外は可能か?
5. 文化的慣習，宗教的な要素は?
6. 法律的な問題は?
7. 医療者や施設側との利害対立は?

図　**臨床倫理4分割表の例**

(Albert R. Jonsenら「Clinical Ethics」より，一部改変)

⑩ 最重要・緩和戦略『13の掟』

❶医師が標準的な緩和医療を身につけなければ良質な緩和ケアを提供することは困難であるということを心に刻もう．ここからすべてがスタートするといっても過言ではない．緩和医療は「すべての医師が身につけるべきスキル」なのである．

❷とはいっても，詳細な薬剤量など細かい内容まで覚える必要はない．本マニュアルなどを通読し，必要時にはどこに何が書いてあったかを思い出して参照できるように準備しておけば良い．

❸オピオイドなどの薬剤有効性は患者毎の個体差が大きい．患者固有の傾向を分析しつつ，未来を見据えながら，選択した行動の一手先（できれば二手・三手先）まで考えておくクセをつけよう．

❹オピオイド過量投与による嘔気などの副作用を避けるため，「少なめから開始し，時間をかけて増量する（Start low, Go slow）」の心構えで医療用麻薬を扱おう．麻薬の説明が苦手なことなどによる，自身に起因するオピオイド開始時期の遅延は患者に有害であり，医師の恥である．

❺オピオイドの増量幅は，レスキュー分をベース量に足した1日投与量の25～50％を目安とする．強い症状の場合は50～100％まで増量可能だが，増量幅が大きいと副作用も出やすくなるため注意すること．症状コントロールのためにも副作用予防のためにも，やはり少なめから開始し，時間をかけて増量することが肝要である．

❻呼吸困難に対するオピオイドは，天井効果がないとされる痛みと異なり（例外としてフェンタニル貼付薬（1日用）は約10mg/日で天井効果が指摘されている），モルヒネ注10〜15mg/日程度で天井効果がみられる例が多いことを知っておく．

❼呼吸困難に対するオピオイドで改善が乏しい時，ミダゾラムを少量（5mg/日程度）で開始するステップを頭に入れておこう（合意形成は必須だが，増量にて鎮静にも移行できる）．

❽オピオイド耐性ができて副作用が消失する期間を意識すること．軽度の眠気は1.5〜3日，嘔気は7〜10日で消失することが多い（といっても1週間以上も嘔気対策なしで耐えることは苦痛であり，クエアチピン，オランザピンなどのMARTAが有効である）．オピオイドは強い眠気などの副作用が出た投与量でも，一度減量して緩徐に増量していくと副作用は出にくくなる．ただし便秘は耐性を形成しないため継続的な対策が必要．

❾「オピオイドの不完全な交叉耐性」や「生体利用率（bioavailability）」を意識しよう．内服や貼付薬から持続注射に変更する時，症状が悪化して変更する場合は換算表どおりの投与量でうまくいくことも多いが（減量してスイッチしてから増量していることと同義であるため），嚥下困難のために投与経路を変更する場合など，疼痛・呼吸困難のターゲットとする症状が悪化していないのであれば換算表から約20〜30%減量して変更しよう．レスキューは使えるわけだし，悩んだら少なめから投

与して調節するほうが結果的にうまくいく場合が多いのは緩和医療の特徴である.

⑩強オピオイド使用前は腎機能を必ず確認し，腎障害がある時はモルヒネ，ヒドロモルフォン，オキシコドンなどは原則減量して開始しよう．またフェンタニルから他の製剤にスイッチする時に腎障害がある場合，腎障害分も考慮して減量しないと結果的に過量になってしまうことに注意しよう.

⑪緩和医療ではオピオイド，一部の鎮痛補助薬，抗精神病薬など，眠気の副作用が生じやすい薬剤が多いため，これらを同日に変更するとどの薬剤による副作用かの評価が困難になり，減量・中止すべき薬剤の選択が困難になる．そのためこれらを追加・変更する時は，なるべく1日1剤までにしよう.

⑫「持続するすべての症状」に対し，ベースの薬剤だけでなくレスキューを設定することを検討しよう．痛みだけでなく不眠時や嘔気時の頓服薬も設定しておかないと，症状の出現時に患者さんや看護師が困ることになる(巻末資料⑦～⑨参照).

⑬長期臥床などに伴う非がん性疼痛の代表として，腰背部痛では「筋膜性疼痛症候群(MPS)」を必ず鑑別に含めよう．オピオイドの有用性は高くないが，mobilization（垂直的な指圧ではなく水平的に筋肉を動かすようなマッサージ)，トリガーポイント注射などが有効なことがある(p.58参照).

I

緩和ケアの入り口

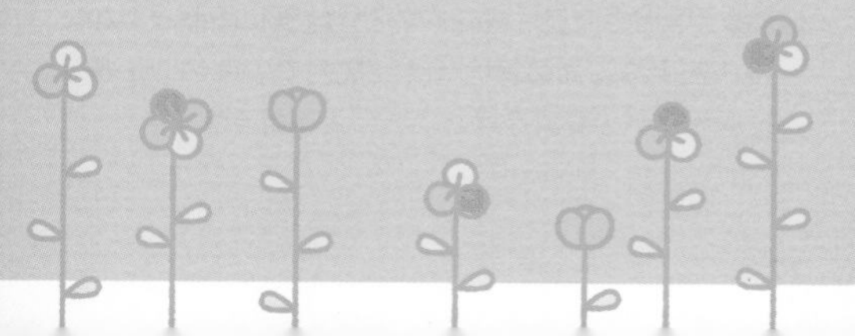

I-1 緩和ケアの定義

I-1-A WHO（世界保健機関）の緩和ケアの定義

Palliative care is an approach that improves the quality of life of patients and their families facing the problem associated with life-threatening illness, through the prevention and relief of suffering by means of early identification and impeccable assessment and treatment of pain and other problems, physical, psychosocial and spiritual. (2002)

（訳文） ※このように区切って読むとわかりやすい
大中俊宏先生より

緩和ケアとは，
生命を脅かす病とその関連する問題に
直面している患者とその家族に対し，
痛みやその他の
身体的・心理社会的・スピリチュアルな問題を，
早期に発見し
的確に評価を行い
対処することで，
苦痛を予防し和らげることを通して
QOL*を向上させるアプローチである．
＊QOL＝Quality of Lifeの略．

Point 「早期の発見・評価・対処」は緩和医療以外の臨床と異なるものではなく，すべての疾患の治療に緩和ケアの要素を含むともいえるだろう．

I-1-B 緩和ケアの定義に関する詳細

- **痛みやその他のつらい症状を和らげる．**
- 生命を肯定し死にゆくことを自然な過程と捉える．死を早めようとしたり遅らせようとするものではない．
- **心理的およびスピリチュアルなケアを含む．**
- 患者が最期までできる限り能動的に生きられるよう，支援する体制を提供する．
- 患者が病の期間も死別後も，家族が対処していけるように支援する体制を提供する．
- 患者と家族のニーズに応えるためにチームアプローチを活用し，必要に応じて死別後のカウンセリングも行う．
- **緩和ケアはQOLを高める．さらに病の経過にも良い影響を及ぼす可能性がある．**
- 病の早い時期から化学療法や放射線療法などの生存期間の延長を意図して行われる治療と組み合わせて適応でき，つらい合併症をよりよく理解し，対処するための精査も含む．

（WHOホームページより抜粋）

Point 誤解が多いが，**緩和ケアの定義には「終末期のケア」とは記載されていない．**「早期からの緩和ケア」という言葉もあるように，**時期に捉われないケア**であることを忘れないようにしたい．

Point **緩和ケアの対象には本人だけでなく，家族も含まれる（“家族は第2の患者”とも呼ばれる）．**

Point **緩和ケアの対象疾患はがんに限らない．**わが国における診療報酬上の適用疾患は「悪性腫瘍」，「AIDS」，「末期心不全（2018年に適用追加）」であり，その他にも実臨床では呼吸不全や腎不全などの各種臓器障害，神経難病や認知症などが**『非がんの緩和ケア』**の対象疾患として扱われることが増えている．

Point **緩和ケアや医療用麻薬（オピオイド）に関する誤解**には，

- 緩和ケアは終末期に提供されるもの
- 他の治療法がなくなってから提供されるもの
- 緩和ケア病棟でのみ提供されるもの
- オピオイドを使用すると死期が早まる
- オピオイドを使用すると依存症になってしまう
- オピオイド（特にモルヒネ）を使うことで楽に早く死なせてくれる

などがあるが，**上記はすべて，よくある誤った理解である**．

Point **緩和ケアは本来，いつでも，どこでも，誰にでも提供されるべきケア**であり，すべての医師は臨床の“基本的スキル”として緩和医療について学ぶ必要がある．**「緩和ケア病棟で提供されるケア」という認識は誤りである**し，分子標的薬や免疫チェックポイント阻害薬の登場によって生命予後が伸びたことで，疾患の治療中に急激に病態が変化する例も増えている．**「非がんの緩和ケア」も含め，外来・病棟・在宅のすべてのセッティングで標準的な緩和ケアを提供することが求められるようになっている**のである．

緩和戦略 **緩和ケアとは，一言でいうと『QOLを向上させるアプローチ』である！ 緩和医療の原点もここにあることを押さえておこう．**

I-2 全人的苦痛（トータルペイン）の考え方

- 緩和ケアは様々な苦痛を緩和し，QOLを向上させることが大きな目的であるが，痛みや呼吸困難などの身体的苦痛にとどまらず，社会的・精神的・スピリチュアルな要因は互いに影響し合い，複合的な苦痛を形成する．**これらの苦しみは総体として捉え対応すべきである，という概念を「全人的苦痛（トータルペイン）」**（図 I-1）と呼び，「近代ホスピスの母」とも呼ばれるイギリス人のシシリー・ソンダース（Cicely Saunders：1918～2005，**図 I-2**）が提唱した．彼女は腰を痛めて看護師職を断念したが，医療ソーシャルワーカーを経て，「末期患者

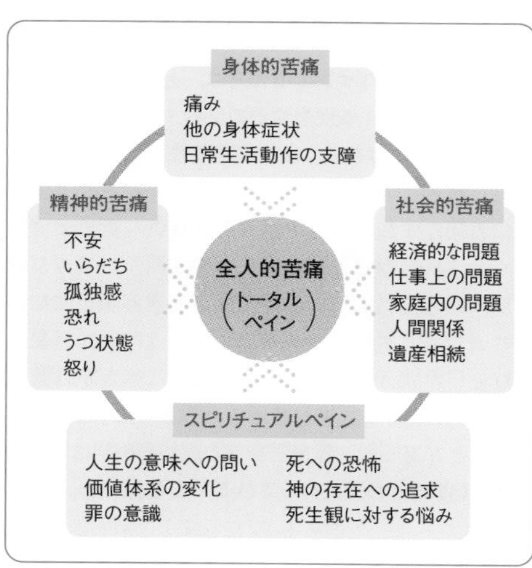

図 I-1　全人的苦痛（トータルペイン）

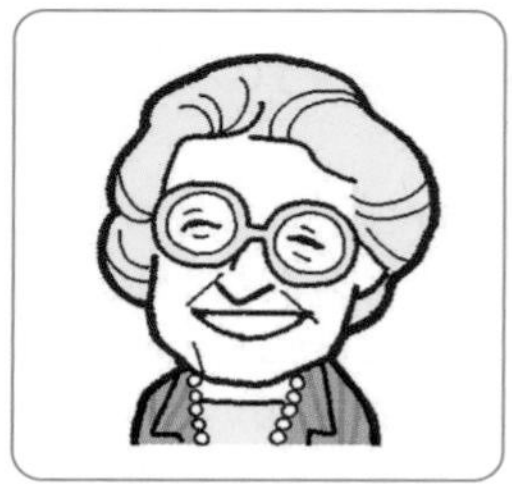

図I-2　シシリー・ソンダース博士
ホスピスの潮流となったSt Christopher's Hospiceを開設した人物でもある.

を見捨てているのは医者なんだよ」と指摘した教授の言葉に一念発起し医師となった.「麻薬の定期的な投与は依存につながり，死は敗北である」と捉える医療者が多い時代において,「痛みはオピオイドでコントロール可能であり，死は敗北ではなく達成点なのです」と強調し，がん疼痛緩和の基礎を築いた.

Point **トータルペインの考え方は，必ずしも緩和ケアの定義に該当する疾患やその患者・家族だけに当てはまるものではない.** 急性疾患や生活習慣病などでも，程度の差はあれ患者は生活を阻害され，多くの苦痛が生じている. 患者を断片的な病態ではなく全人的な存在と捉え，疾患や主訴だけでなく家族の問題など隠れた心情に配慮できるようになると，患者と共通の目標を立てることなどが容易になり日常臨床がスムーズになる. これを家庭医療学では「患者・家族と共通の基盤に立つ」と表現することがあるが，**家庭医療学と緩和医療学は親和性の高い概念を多く共有している**(p.6参照).

I-3 疾患の経過・病の軌跡 (illness trajectory)

- 患者・家族に残されている時間が限られている場合，医療者は「死から逆算して考える」ことも重要であるし，（わからない場合も含めて）ある程度は今後の経過を予測する必要がある．
- **「illness trajectory（病の軌跡）」**とは，縦軸に身体機能（衰弱の程度）・横軸に時間を置き，病態によって終末期に辿る経過が異なることを示したグラフのことである（図 I-3）．**「illness trajectoryを知らずして，緩和ケアや終末期医療は不可能である」**といっても過言ではないほど大切なグラフであると認識しよう．
- 図 I-3の**Trajectory 1は悪性腫瘍患者の経過を示したものである．多くの患者は亡くなる1・2ヵ月前から急速に身体機能が低下し，基本的に回復することなく一気に衰弱して死に至る．**甲状腺がん，乳がん，前立腺がんなどは例外的に長い経過を辿るケースもあるが，多くの悪性腫瘍患者に当てはまる経過であり，本人，特に家族への説明時に役に立つ．
- **Trajectory 2は心不全や呼吸不全などの臓器不全の経過である．（入院加療を要することが多い）間欠的な増悪を伴うがある程度回復することも多く，数ヵ月または数年の経過で段階的な機能低下をきたす．**最期の1年は症状の悪化やそれによる入院がより頻回となることが多い．
- **Trajectory 3は認知症や老衰の経過である．身体機能を示すグラフの動きは穏やかで緩徐な機能低下をきたすが，悪性腫瘍や心不全などの臓器障害を合併すれば，それらのグラフと合わさった経過を辿るこ**

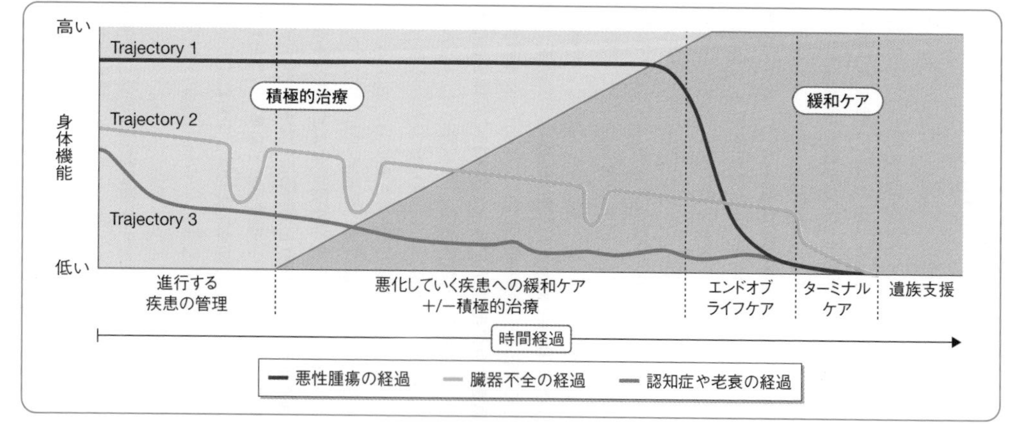

図I-3　illness trajectory (病の軌跡)

とになる.

- illness trajectoryをみれば一目瞭然であるように，**悪性腫瘍患者は一度衰弱が始まると基本的に回復せず，坂を転げ落ちるように衰弱が進み，死を迎える．この「基本的に回復しない」という点が重要であり，かつ，衰弱（≠痛み）が始まってから死までの期間が「わずか1～2ヵ月」しかない現実は，患者・家族をはじめ医療者にもあまり知られていない**．つまり悪性腫瘍で衰弱が進んでいる患者・家族が，「もう少し体力が回復したら○○したいな（例：自宅に帰りたい）」などという希望は，ほとんどが幻想に終わる．そしてこの厳しい現実に基づいて，患者に残された時間を浪費せずに医療者は今後の計画を立て，説明しなければならない（**新規の悪性腫瘍多発転移と診断され救急外来から入院した患者が1ヵ月以内に亡くなるケースが多いことも，illness trajectoryを考慮すれば驚くことではないのである**）．悲嘆や喪失観念が強い時期であることも相まって，これらの知識の欠落や情報の非対称性は「こんなに早く亡くなってしまうなんて（予想できなかった）」，「数週間でこんな姿になるなんて（誰も説明してくれなかった）」などという不信感につながり，医療者へ強い陰性感情をぶつけられるケースもある．がん患者では健常人の約5倍も血栓・塞栓症が起きやすいとされ脳梗塞・肺塞栓などによる急な死亡例も少なくないが，このようなケースも含めて終末期患者の経過がどのように進行するかを把握しておくことは，（少なくともご家族には）説明しておくという点においても，医療者側の準備という面でも極めて重要である．
- illness trajectoryは信頼性の高いグラフであり，

筆者はがん患者で「食事が摂れない，入浴や排泄ができない，呼吸が困難になってきた」などの症状が出現し持続している時は「ご余命はあと1ヵ月前後以内の可能性が高い」と捉え，家族説明に活用することもある（ただし，痛みは出現しても予後を予測する指標にはなりづらい症状であることに注意しよう）．

Point **illness trajectoryの要点は，「悪性腫瘍患者のADL低下は急であり，原則そのまま死に向かっていく」ことと，「臓器障害は治療によって回復する可能性も高く，逆にいえば予後予測が非常に難しい」ことである．**

緩和戦略 illness trajectoryを把握することによって，「これからどのようなことが起こり得るか」の目処が立つようになる．すると患者や家族の意向をかなえるために「いま，すべきこと」が自ずと決まってくる．たとえば「がん患者が旅行をしたいと希望している」のであれば，なるべくTrajectory 1が下り坂になる前の時期に提案すべきであろう．

I-4 予後予測

I-4-A PiPS models (prognosis in palliative care study predictor models)

- 開発段階から緩和ケアチーム，病棟，在宅の3つの環境における患者を対象としており，他の予後予測ツールと比べて精度が高いとされている．
- 遠隔転移や骨転移の有無，脈拍数，食欲低下や呼吸困難の有無などの項目を**Web画面(http://www.pips.sgul.ac.uk/)から入力することで，14日後と56日後の生存確率を計算してくれる**．
- PiPS models は血液検査の結果を必要としない「PiPS-A」と，白血球(好中球とリンパ球)，血小板，BUN，ALT，ALP，アルブミン，CRPなどの血液検査項目を入力する「PiPS-B」に分かれており，**PiPS-Bのほうが精度が高い**．

> **Web画面で迅速に計算できるため本書では項目は割愛するが，血液検査項目の単位が日本のものと一部異なることに注意が必要．**
>
> ①白血球の単位は「/μL」ではなく，「10^9/L」．
> 例：白血球6,500/μL→ 6.5 × 10^9/L
>
> ②血小板の単位は「万/μL」ではなく，「10^9/L」．
> 例：血小板25万/μL→ 2.5 × 10^9/L
>
> ③BUNの単位は「mg/dL」ではなく，「mmol/L」．
> mg/dLに0.357をかけるとmmol/Lになる．
> 例：20mg/dL→0.357をかけて，7.14mmol/L．

I-4-B PPI (palliative prognostic index)

- PPIスコアは週単位の比較的短い予後を予測するツールである(表I-1).
- **PPIをスコアリングするためには，全身状態の尺度であるPPS (palliative performance scale)を評価する必要がある(表I-2).**
- PPIの得点が6より大きい場合，3週間以内に死亡する確率は，感度80%，特異度85%，陽性反応的中度71%，陰性反応的中度90%.
- カットオフ値を用いる場合の解釈は，
 6.5点以上→「21日以下(週単位)の可能性が高い」
 3.5点以下→「42日以上(月単位)の可能性が高い」

表I-1 PPI (palliative prognostic index)

PPS (palliative performance scale)	10～20%	4.0
	30～50%	2.5
	≧60%	0
経口摂取＊1	著明に減少(数口以下)	2.5
	中程度減少(減少しているが数口よりは多い)	1.0
	正常	0
浮腫	あり	1.0
安静時の呼吸困難	あり	3.5
せん妄	あり＊2	4.0

＊1：消化管閉塞のために高カロリー輸液を受けている場合は「正常」とする.
＊2：薬剤が単独の原因となっているもの，臓器障害に伴わないものは除外する.

表I-2　PPS (palliative performance scale)

<table>
<tr><th>%</th><th>起居</th><th>活動と症状</th><th>ADL</th><th>経口摂取</th><th>意識レベル</th></tr>
<tr><td>100</td><td rowspan="3">100%起居している</td><td>正常の活動が可能
症状なし</td><td rowspan="4">自立</td><td rowspan="2">正常</td><td rowspan="4">清明</td></tr>
<tr><td>90</td><td>正常の活動が可能
いくらかの症状がある</td></tr>
<tr><td>80</td><td>いくらかの症状はあるが，努力すれば正常の活動が可能</td><td rowspan="5">正常または減少</td></tr>
<tr><td>70</td><td rowspan="2">ほとんど起居している</td><td>何らかの症状があり通常の仕事や業務が困難</td></tr>
<tr><td>60</td><td>明らかな症状があり趣味や家事を行うことが困難</td><td>時に介助</td><td rowspan="2">清明または混乱</td></tr>
<tr><td>50</td><td>ほとんど坐位か横たわっている</td><td rowspan="5">著明な症状がありどんな仕事もすることが困難</td><td>しばしば介助</td></tr>
<tr><td>40</td><td>ほとんど臥床</td><td>ほとんど介助</td><td rowspan="3">清明または混乱または傾眠</td></tr>
<tr><td>30</td><td rowspan="3">常に臥床</td><td rowspan="3">全介助</td><td>減少</td></tr>
<tr><td>20</td><td>数口以下</td></tr>
<tr><td>10</td><td>マウスケアのみ</td><td>傾眠または昏睡</td></tr>
</table>

PPSの求め方：項目は左側(起居)から右側に，優先度が高い順に並べられているので，左から順番にみていき患者に最もあてはまるレベルを決定する．

例：「ほとんど起居している」→「何らかの症状があり通常の仕事や業務が困難」であればPPS 70％と確定し，それより右のADL・経口摂取・意識レベルの項は参照しなくて良い．

I-4-C PaP score (palliative prognostic score)

- 30日後に生存しているかどうか，月単位の中期的な予後を予測するツールである(表I-3).
- **PaP scoreを算出するためには全身状態の評価尺度であるKPS (karnofsky performance scale) (表I-4)を定める必要がある**上，「臨床的な予後の予測」の比重が大きいため，慣れないとやや使いづらい.

表I-3 PaP score (palliative prognostic score)

項目		点数
臨床的な予後の予測	1～2週	8.5
	3～4週	6.0
	5～6週	4.5
	7～10週	2.5
	11～12週	2.0
	>12週	0
KPS (karnofsky performance scale)	10～20	2.5
	≧30	0
食思不振	あ り	1.5
呼吸困難	あ り	1.0
白血球数(/mm³)	>11,000	1.5
	8,501～11,000	0.5
リンパ球(%)	0～11.9	2.5
	12～19.9	1.0

- 得点が0～5.5，5.6～11，11.1～17.5の場合，30日生存確率(生存期間の95%信頼区間)は，それぞれ，>70% (67～87日)，30～70% (28～39日)，<30% (11～18日).

- カットオフ値を用いる場合の解釈は，
 9点以上→「21日以下（週単位）の可能性が高い」
 5.5点以下→「30日以上（月単位）の可能性が高い」

表Ⅰ-4 KPS (karnofsky performance scale)

正常の活動が可能 特別な看護が必要ない	正常，臨床症状なし	100
	軽い臨床症状はあるが，正常活動が可能	90
	かなり臨床症状があるが，努力して正常の活動が可能	80
労働は不可能 自宅で生活できる 様々な程度の 介助を必要とする	自分自身の世話はできるが，正常の活動・労働は不可能	70
	自分に必要なことはできるが，ときどき介助が必要	60
	病状を考慮した看護および定期的な医療行為が必要	50
身の回りのことが自分でできない 施設・病院の看護と同様の看護を必要とする 疾患が急速に進行している	動けず，適切な医療および看護が必要	40
	全く動けず，入院が必要だが死は差し迫っていない	30
	非常に重症，入院が必要で精力的な治療が必要	20
	死期が切迫している	10

Point がんの治療中や終末期において「予後の認識のずれ」によって生じる行き違いやトラブルは多く経験される．**患者は家族より長く，家族は主治医より長く，主治医は実際の死亡日より長く余命を予測する傾向がある**ことに注意しよう．

例：医師は1～2ヵ月だが，家族は1年，本人は3年などと余命を長く考えていることも珍しくない．

Column 医療者が予後を予測することと，それを伝えることは別問題

illness trajectory（病の軌跡）と予後予測を踏まえて臨床経験を積むことにより，「あとどのくらい生きられるのでしょうか？」というような質問にも目処が立つようになる．

しかし**予後を予測できることと，それを伝えることはイコールではない**．このような質問を特に患者本人から受けた場合に，軽率に「1ヵ月でしょう」などと数字で断定的に答えると，患者や家族は「伝えられた○月○日の1ヵ月後」という生命の予測期限に強くしばられてしまい，強い不安を感じることになりやすいため厳に慎みたい．

予後についての質問に対する答え方の例

①なぜそれを知りたいのか，理由を尋ねる．
②患者自身がその質問の答えについて考えたことがあるか，尋ねる．
③余命を予測することはそもそも熟練した医療者でも難しい，という事実を伝える．
④やっておきたいことがあれば早いほうが良い場合が多いし，いずれにせよサポート（支え）を継続することを約束する．
⑤伝えたほうが良いと判断した場合は，期間に幅をもたせて伝える（責任の大きい仕事に就かれている場合などは，業務の引き継ぎなどのため予後を知ることを本気で望まれ，厳しい予測を伝えてもむしろ伝えてもらったことを感謝される方もいる）．

Ⅱ

痛みのマネジメント

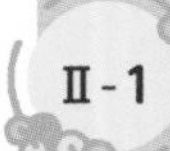

Ⅱ-1 がんの痛みについての基礎知識

【痛みの定義(国際疼痛学会)】

- "痛み"とは，「実際に何らかの組織損傷が起こった時，あるいは組織損傷が起こりそうな時，あるいはそのような損傷の際に表現されるような，不快な感覚体験および情動体験」と定義される．

【がん患者の痛みはがんによるものだけではない】

- 痛みを訴えるがん患者と接する時(表Ⅱ-1)には，それががん性疼痛(①)なのか，がん性疼痛以外の痛み(②～④)なのかを分けて考えること．

表Ⅱ-1　がん患者の痛み

①がん自体による痛み	がんの浸潤・転移による． 一般的に「がん性疼痛」と呼ばれる
②がん治療による痛み	放射線・化学療法による末梢神経障害や口内炎，手術の瘢痕など
③がんに関連する痛み	便秘(多い)，浮腫，褥瘡など
④がんとは関連のない痛み	変形性関節症，長期臥床に伴う筋膜性疼痛(多い！ p.58参照)など

緩和戦略 医療者は患者の痛みを想像することはできても実際に同じ痛みを感じることは不可能であり，患者の主観である症状を真に理解はできないからこそ，適切なタイミングでの評価を繰り返すことが重要となる．**「評価なくして緩和ケアなし」**と肝に命じよう．

【内臓痛・体性痛と神経障害性疼痛】

- **痛みは性質により薬剤選択の原則が異なる**ため，この3種類は非常に大切な分類である．侵害受容性疼痛は，さらに内臓痛と体性痛に分けられる(**表Ⅱ-2**)．

表Ⅱ-2　痛みの分類と性状

	侵害受容性疼痛		神経障害性疼痛
	内臓痛	体性痛	
部 位	管腔/固形臓器(肝など)	筋肉,関節・骨,皮膚	中枢神経,末梢神経
原因の例	がんの直接浸潤・転移	骨・皮膚転移,外傷	脊髄圧迫,ヘルニアなど
範 囲	広範/あいまいなことが多い	局在が明瞭,指で示せる	基本的に神経の支配領域に沿う
患者表現	鈍い,重い,ズーンと押される	ズキズキ,鋭い,ピリピリうずくような	しびれる,電気が走る,焼けるような
主な薬剤	**オピオイド**	**非オピオイド**,オピオイド	**鎮痛補助薬**

実際はこれらが混ざりあった混合性の疼痛も少なくないため,痛みの分類に固執しすぎない柔軟な判断も大切となる.

緩和戦略 **「膵がんには鎮痛補助薬が有効なことが多い」**,ことは覚えておこう.非&強オピオイドの効き目が芳しくない時などに詳しく問診すると,デルマトームに沿った**「(病変がないはずの)側腹部まで広がる,腹部の円周状の痛み(帯状痛)」が判明することがある.**これは鎮痛補助薬が有効ながら見逃されやすい代表的な痛みである.

Point 痛みは心理・社会的な要素から多分に影響を受ける.痛みだけを訴える患者においても,精神的・社会的苦痛,スピリチュアルペインの評価が重要であり,**訴えに対してオピオイドなどの薬の増量のみで対処しようとしてはいけない.薬だけではトータルペインには対応できない上,薬剤過量になってしまう原因にもなる.**

Point **「ケミカルコーピング」とは,オピオイドを痛みや呼吸困難の身体症状の緩和ではなく「精神的な苦痛**

を軽減する目的」で使用することであり，オピオイド依存の前段階とされている．症状に対して処方が不十分なために，追加の薬（レスキュー）を必要とする状態である「偽依存」と区別して評価すること．

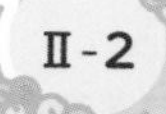

Ⅱ-2 WHO方式がん疼痛治療法

【痛みに関する目標の設定】

- 痛みのマネジメントで大切なことは，現実的かつ段階的な目標を設定することである．

第1目標：痛みに妨げられずに夜間の睡眠時間が確保できること．
第2目標：安静時に痛みがない状態で過ごせること．
第3目標：体動時や起立時の痛みがないこと．

とされ，この目標を達成し続けることが求められる．**医療者側が「安静時には痛みがないから現状維持で」と満足してはならない．**

【WHO鎮痛薬使用の原則】

- WHO（World Health Organization：世界保健機関）から以下の基本原則が示されている．

by mouth：経口内服可能な場合は経口で
by the clock：時間を決めて規則正しく
for the individual：患者毎に個別の量を
with attention to detail：その上で細かい配慮を行う

※基本原則の1つだった「by the ladder：除痛ラダーに沿って投与」という項目は，2018年のWHOガイドライン改訂で削除された（**次頁の3段階除痛ラダーで，第2段階は省略されることが増えた**）．

【WHO3段階除痛ラダー】

- 痛みに応じてはしご(ladder)を登るように薬剤の強さや種類を選択する考え方だが，前述のように第2段階は飛ばされることが増えている(図Ⅱ-1).

第1段階：痛みがあれば非オピオイド鎮痛薬(アセトアミノフェンまたはNSAIDs)から開始.
第2段階：痛みが残存しているかまたは増強した時，非オピオイドに弱オピオイドを追加.
第3段階：痛みが残存しているかまたは増強した時，非オピオイドを継続しつつ，強オピオイドを開始する(弱オピオイドを使用していた場合は原則，中止する).

- **弱＆強オピオイドをまとめて「オピオイド」と呼び，非オピオイドと区別する．本書でも「オピオイド」と記載する時は弱＆強オピオイドを指す.**

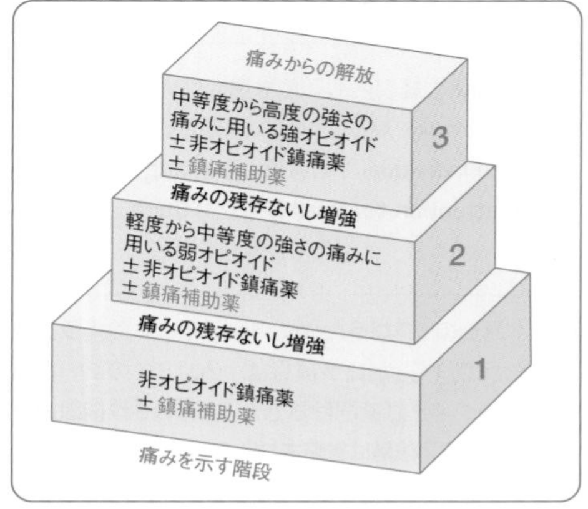

図Ⅱ-1　WHO3段階除痛ラダー

Point 強オピオイドも少量から使用できる製剤が発売されてきており，WHO鎮痛薬使用の原則から「ラダー（1→2→3段階）に沿って」という項目が削除されたように，非オピオイドを使用していても痛みが増強した場合は第1段階から第3段階に進んで良い（**つまり「弱オピオイドを経由せずに強オピオイドを開始する」ということ**）．

緩和戦略 **忘れがちだが，非オピオイド鎮痛薬（アセトアミノフェンまたはNSAIDs）はオピオイドを開始してからも原則，併用が推奨されており，中止しないこと．**

Point 呼吸困難に非オピオイドは効かないが，コデイン（モルヒネの前駆体）やモルヒネを筆頭に，ヒドロモルフォン・オキシコドン・（本邦のガイドラインでは低推奨だが）フェンタニルなどの一部のオピオイドでは効果を認める場合がある（**表Ⅲ-8**「強オピオイドの特徴と使い分け」p.82参照）．

Point **鎮痛補助薬はどのタイミングから併用しても良い．ただしあくまで「補助」薬**なので，特に明らかな神経障害性疼痛でない場合，過度な期待はしない姿勢も必要である．

緩和戦略 がん＝痛みで苦しむ，と考えている患者や家族は多いが，**最期まで痛みが全くない患者も約30%いる**とされ，病状説明で役に立つ知識である．「がん患者は必ず，強い痛みに苦しんで亡くなる」と思い込んでいる患者・家族にとっては安心材料になる．「薬の性能や使い方も良くなっており，症状に合わせて少しずつ調節していくことで症状や薬の副作用で苦しむ患者さんは大きく減っている」ことをよく筆者は説明している．

Ⅱ-3　痛みの評価

【「痛みの強さ」に関する主な評価スケール(図Ⅱ-2)】

- NRS (numerical rating scale)は痛みを「0から10の11段階」に分け，痛みが全くない状態を0，考えられる最悪の痛みを10として，点数を問うスケール．痛みだけではなく，呼吸困難や嘔気など様々な症状にも応用可能な代表的な症状評価スケールである．特に緩和ケア領域の臨床研究では，このスケールが用いられることが多い．
- VAS (visual analogue scale)は，10cm程度の線の左端を「痛みなし」，右端を「考えられる最悪の痛み」とした場合，患者の痛みの程度を表すところに印を付けてもらう方法．
- FPS (faces pain scale)は，現在の痛みに1番合う顔を選んでもらうことで痛みを評価するもの．

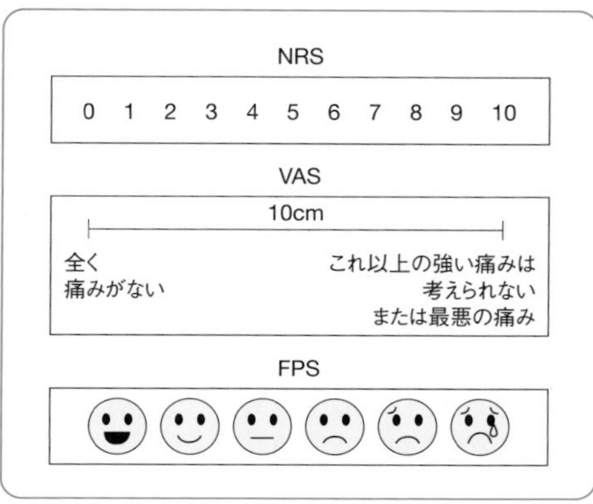

図Ⅱ-2　痛みの強さのスケール

痛み以外の気分を反映してしまう可能性も指摘されている.

- 痛みや呼吸困難の程度について，NRSの1～3を軽度，4～6を中等度，7～10を高度，などと大きく分類して捉える考え方もある.
- 「症状を数値で細かく評価することは難しい」とおっしゃる患者さんも少なくなく，「2」や「3」，「7」や「8」などの微妙な違いは誤差範囲のようにも感じる（そのため上記の軽度・中等度・高度という概念も有用になり得る）.

緩和戦略 **NRSは世界的によく使用されているスケールであるが，鎮痛薬を増量し客観的には痛みが和らいでいるように見えても数値が下がらない患者は一定数いることを把握しておこう.** 症状の残存を「1」と感じる患者もいるし，「2」や「4」とする患者もいるのである. 経過の中でスケールが低下傾向にあり，本人が現状で良いと考えていれば（Column「STAS-Jの概要」p.38参照），**スケールを0にすることを必ずしも目的としない柔軟性も大切**である. たとえばNRS7→3になったがそれよりはなかなか下がらない場合や，明らかに表情がよくなっていて症状は軽快していそうなのにNRSは10→8→6とわずかずつしか下がらない数字で表現される方もいる. 患者本人も納得されていることが前提ではあるが，ゼロや低い値にすることに固執すると必然的にオピオイドが増量され，せん妄などの副作用の原因となってしまうことがあるので注意が必要である.

Point **痛みは主観的な症状であり，客観的に評価できる血液検査の数値などとは異なり定量的に評価することが難しい.** 主観を可能な限り定量的な数値に置き換えたものがNRSなどの評価スケールであるが，「症状を数値で問われることを好まない」などスケール自体がそぐわない患者も一定数おり，このような尺度に頼りすぎない臨機応変さも必要である．一方でこれらのスケールは痛みだけでなく呼吸困難や吐き気など他の症状にも使用でき，スケールを聴取しておくことは未来の緩和戦略を立てる時の参考になる（臨床研究の基礎データにもなり得る）．

緩和戦略 **画像所見で認識できる病巣の広がり・転移は，痛みの部位診断としては重要であるが，類似した画像を呈していても痛みが強い患者もいるし弱い患者もいることに注意しよう．** 画像から「主観的な感覚である痛みの強弱」までは判断できない上，本人との認識の食い違いなどからトラブルにつながることがある．

Point 痛みは，心理社会的・スピリチュアルな要素と互いに影響する．「あの痛みの訴えは不安からであって，本当に痛いわけではないと思いますよ」というような発言を聞くことが時々あるが，**『放置して良い訴え』は決して存在しない．「原因が不安に起因している」と評価するならば，その不安の改善とともに症状も緩和できるのか，その手段も考え続けることが大切であろう．**

【痛みの評価の基本は「問診」】

- **「問診」こそ症状評価の基本である．目的意識を持った丁寧な問診を重ねることによって痛みを評価でき，対策を練ることができる（図 II-3）．この原則は他の症状においても同様で，極めて重要である．**

• 持続痛に関する基本的な問診

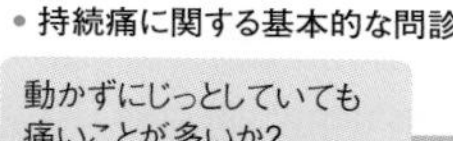
動かずにじっとしていても
痛いことが多いか?
(1日12時間以上が目安)

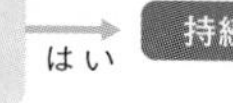
はい
持続痛

いいえ

• 突出痛の種類を問う問診と，その対策

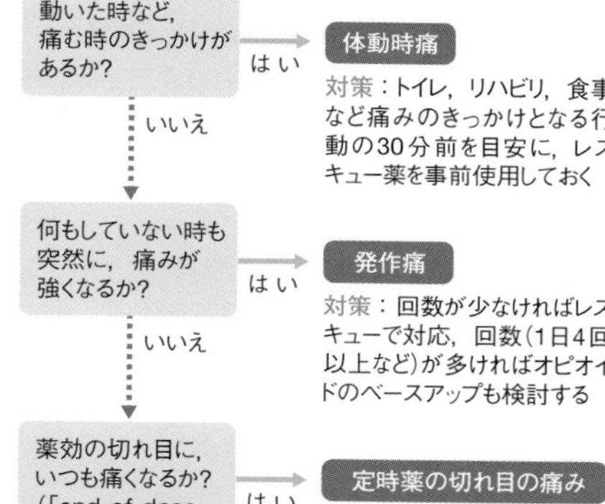
動いた時など，
痛む時のきっかけが
あるか?
はい
体動時痛
対策：トイレ，リハビリ，食事など痛みのきっかけとなる行動の30分前を目安に，レスキュー薬を事前使用しておく
いいえ
何もしていない時も
突然に，痛みが
強くなるか?
はい
発作痛
対策：回数が少なければレスキューで対応，回数(1日4回以上など)が多ければオピオイドのベースアップも検討する
いいえ

薬効の切れ目に，
いつも痛くなるか?
(「end-of-dose failure」と呼ばれる)

はい

定時薬の切れ目の痛み

対策：内服間隔を短くするか，長時間作用型の鎮痛薬を使用する

図Ⅱ-3　痛みの問診方法の例

※内服の速放性製剤であれば効能が出るまで20～30分かかることが一般的であるが，「食事の30分前に内服」などと指示していても病棟看護師業務が多忙で30分前にお届けすることができない日もあるだろう．このような時でも投薬が遅れることを避けるため，効能は数時間あることを説明した上で，筆者は「痛みのきっかけとなる行動の60分前投与」を指示しておくことも多い．

Column STAS-Jの概要

- 「Support Team Assessment Schedule日本語版(STAS-J)」は患者・家族の心身の状態やチームのケアの機能をみることで，提供しているケアの質を評価するために使用できる．
  参照Webサイト：
  http://plaza.umin.ac.jp/stas/frame.html
- STAS-Jはイギリスで開発された評価尺度「STAS (Support Team Assessment Schedule)」の日本語版で，医療者が以下の9項目(①～⑨)を，5段階(0～4)で評価する方法である．
  ①痛みのコントロール(下表を参照)
  ②痛み以外の症状が患者に及ぼす影響
  ③患者の不安
  ④家族の不安
  ⑤患者の病状認識
  ⑥家族の病状認識
  ⑦患者と家族とのコミュニケーション
  ⑧医療スタッフ間のコミュニケーション
  ⑨患者・家族に対する医療スタッフのコミュニケーション

0	なし
1	時折の，または断続的な単一の痛みで，患者が今以上の治療を必要としない痛みである
2	中等度の痛み．時に調子の悪い日もある．痛みのため，病状からみると可能なはずの日常生活動作に支障をきたす
3	しばしばひどい痛みがある．痛みによって日常生活動作や物事への集中力に著しく支障をきたす
4	持続的な耐えられない激しい痛み．他のことを考えることができない

Ⅱ-4 投与経路選択とオピオイドスイッチング

【オピオイドの投与経路選択】

- 「WHO 鎮痛薬使用の原則」にあったように(p.31 参照)，鎮痛薬の投与経路は経口内服が原則.
- しかし患者は突然死でない限り，死を迎える途中のどこかで経口投与困難になることが一般的であり(Ⅰ-3「illness trajectory」p.17参照から考えると，がん患者では概ね死亡の数週～1・2ヵ月前が多い)，オピオイドの経口から持続注射への投与経路変更には精通する必要がある(図Ⅱ-4). **特に"持続皮下注射"は病棟はもちろん在宅でも使いやすく，持続静脈注射よりも簡便で非常に重宝する(Ⅱ-5「皮下投与」p.44参照).**

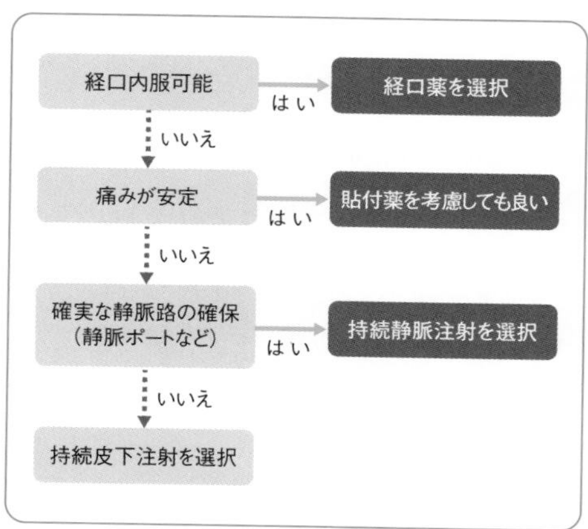

図Ⅱ-4　オピオイドの投与経路選択の考え方

【オピオイドスイッチング】

- 「オピオイドの種類を変更すること」であり，以前は「オピオイドローテーション」と呼ばれていたが，決まった順番でオピオイドを回していく（変更していく）わけではないので，オピオイドスイッチングと呼ばれるようになった．オピオイドを増量しても効果が乏しい時や，強い嘔吐・便秘などの副作用が出てしまう場合に有効な可能性のある手段である．
- 呼吸困難に対する使用でヒドロモルフォン，オキシコドン，フェンタニルなどからモルヒネに変更する場合，特に腎障害のある患者では蓄積する分，効能だけでなく副作用を生じやすいため，減量して変更すること．
- 投与経路の変更を実施する場合は血中濃度の残存時間や立ち上がりを考慮して中止・開始時間に差をつける必要がある場合があり，具体的な方法は巻末資料⑩「オピオイドスイッチング・投与経路変更時のタイミング」を参照してほしい（p.298参照）．

〈痛みの緩和が不十分な場合〉

疼痛の残存がある時，強オピオイドを1日投与量の25〜50%以内を目安に増量していくが，増量しても効果が乏しい場合，**すべてのオピオイド間でスイッチングによる鎮痛が得られる可能性がある．**

〈呼吸困難の緩和が不十分な場合〉

呼吸困難の残存がある時，**強オピオイドを1日投与量の20～30％以内を目安に増量していく**が，増量しても効果が乏しい場合，**モルヒネ（腎障害がある場合はヒドロモルフォン・オキシコドン＞フェンタニル）を中心とした呼吸困難に対する有効性が得られる可能性があるオピオイドを選択する．**

緩和戦略 **「オピオイドの投与経路変更」と「オピオイドスイッチング」は分けて理解すると，思考の理論づけが強化され応用が効くようになる．**

- **投与経路変更の例：**内服ができなくなったので，ナルサス®錠→ナルベイン®注に変更した．
- **オピオイドスイッチングの例：**痛みに対してオキシコドン・ヒドロモルフォン・フェンタニルなどを使用していたが，呼吸困難に対する効果が乏しかったためモルヒネに変更した．
- **投与経路変更とオピオイドスイッチングを同時に行う例：**フェントス®テープを使用していたが疼痛が急に強くなったため，オキシコドン・ヒドロモルフォン・モルヒネいずれかの持続注射に変更した．

Column アロディニア

- “アロディニア”は「通常では痛みが起こらないような刺激で生じる痛み」である．服がこすれる，顔に風が当たる，くしやブラシを使用した時などの軽微な刺激で起こり，**神経障害性疼痛の1つとされる．**
- “痛覚過敏”は「痛覚に対する感受性が亢進し，痛み刺激を強く感じる」現象であり，“通常でも痛みを感じる刺激でより強い痛みを感じる”という点で，アロディニアとは異なる用語である．
- アロディニアは「感覚の質が変化する」という認識が大切．

【アロディニアの評価】

- アロディニア評価の最初のステップとして，範囲をマジックペンでタイプ別にマッピングしておくと経時的に評価しやすい．

〈動的アロディニア(dynamic allodynia)〉
障害部位を綿毛やブラシを動かして刺激することや，指でなぞるような刺激で誘発される．
(特徴)

- 傷害部位に限局せず広範囲である．
- A β 線維を介する．
- ‘brush-evoked’ allodynia とも呼ばれる．

〈静的アロディニア(static allodynia)〉
障害部位を軽く圧迫しただけで誘発される．
(特徴)

- 傷害部位に限局している．

- Aδおよび C 線維を介する.
- 針で刺されるような感覚.

- アロディニアは，帯状疱疹後神経痛，三叉神経痛，脊柱管狭窄，幻肢痛，複合性局所疼痛症候群(CRPS：Complex Regional Pain Syndrome)など慢性の経過でみられることが多いが，急性に出現することもある.
- アロディニアの治療は非オピオイドやオピオイドの効果が乏しい時は鎮痛補助薬の併用を考慮するが，難治性の症状であることも多く治療に難渋しやすい疼痛の1つである.
- デルマトーム(同一の脊髄が支配する皮膚領域を示す図であり，神経障害性疼痛を疑った時などは適宜参照すること).

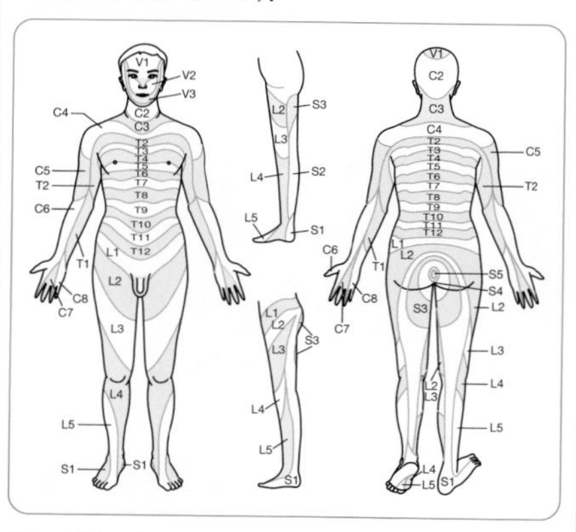

図　デルマトーム

Ⅱ-5 緩和ケアで欠かせない皮下投与

- 皮下投与の分類には，皮下点滴・持続皮下注射(continuous subcutaneous injection：CSI)・皮下注射(subcutaneous injection：SC)の３種類がある．皮下投与は在宅に限らず病棟でも非常に有用で，安全性が高く患者の苦痛が少ない投与経路である．「点滴が漏れたが何度穿刺しても静脈が確保できない」という苦痛からの解放は，患者と医療者の双方に大きなメリットがある．
- 皮下点滴は静脈点滴と比較し血流感染も少なく，**針も３〜７日毎を目安に交換すれば良い**(入浴前はレスキューしてから抜去し，入浴後に再留置すれば良い)．翼状針(約27G)よりもサーフロー針(約24G)のほうが持ちが長く，皮膚損傷も少ないとされる(図Ⅱ-5，6)．

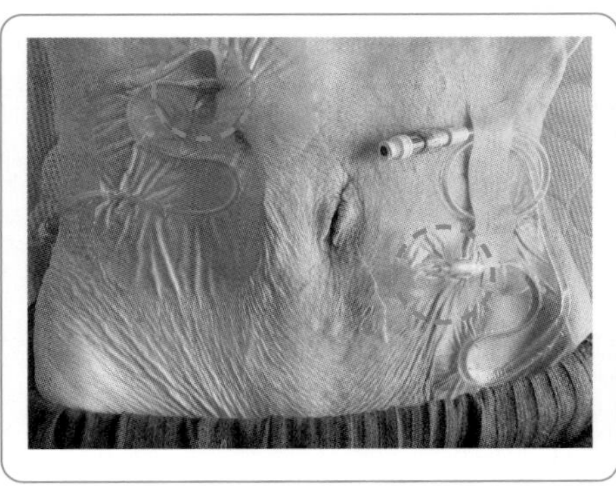

図Ⅱ-5　オピオイド持続皮下注射(左)と間欠的皮下点滴(右)の２本の皮下ルートを腹部に留置した例

表Ⅱ-3　皮下投与可能な薬剤の一覧

輸液	**生理食塩水**＊1，**1号液**，3号液，5％ブドウ糖液＊2，各種リンゲル液＊3
オピオイド・鎮痛補助薬	**モルヒネ**＊1，**オキシコドン**，フェンタニル，**ヒドロモルフォン**，**ケタミン**，**リドカイン**
抗菌薬	ペニシリン系，**セフェム系(セフトリアキソンなど)** アミノグリコシド系，モノバクタム系など
抗精神病薬	**ハロペリドール**，レボメプロマジンなど
ベンゾジアゼピン系	**ミダゾラム**，**フルニトラゼパムなど**
その他	フェノバルビタール，**ヒドロキシジン**，スコポラミン，**ブチルスコポラミン**，ヘパリン＊1，レベチラセタム ラニチジン，**ファモチジン**，**トラネキサム**，**カルバゾクロムスルホン酸**，**オクトレオチド**，インスリン＊1 **メトクロプラミド**，**フロセミド**，各種ビタミン＊1，**ステロイド**

＊1：添付文書上，皮下投与可能な薬剤．その他は経験的に使用されているもの．**太字**は筆者がよく使う薬剤．

＊2：ブドウ糖液は局所感染や電解質異常の原因となる可能性が指摘されており，高ナトリウム治療などの目的がなければブドウ糖液を皮下投与する意義は薄い．

＊3：乳酸または酢酸リンゲル液は血液中のHCO_3^-を皮下に移行しアシドーシスを誘発する可能性があるため(特に腎機能が悪化しやすい終末期)，注意を要する．

- 皮下点滴の欠点は，**投与可能な薬剤が限られることと(表Ⅱ-3)，原則，皮下輸液は1mL/分以内，持続皮下注射は1mL/時以内の速度にする**必要があることである．

緩和戦略 刺入部の発赤や硬結(直径10mm以上が目安)が出現する場合は，持続皮下注射にステロイド(ベタメタゾン0.5～2mg/日程度)を混注して投与すると改善が得られることが多い．

- **緩和医療で使用する薬剤のほとんどは皮下から投与できる．**1mL/分の投与が可能であれば1日1,000mL

程度の補液も可能であり，静脈ルートがなくても困ることはまずない(必要ならば皮下点滴ルートを2本取得すれば投与可能).

緩和戦略 **非オピオイドのフルルビプロフェンアキセチル(ロピオン®注)に加え，利尿薬のカンレノ酸カリウム(ソルダクトン®注)，三環系抗うつ薬のクロミプラミン(アナフラニール®注)などは例外的に皮下投与できない薬剤**である．データが不足しているため筆者はどうしても必要な場合以外は用いていないが，アセリオ®は国内でも皮下投与している施設がある．**『緩和医療で使用するほぼすべての薬剤で静脈ルート**

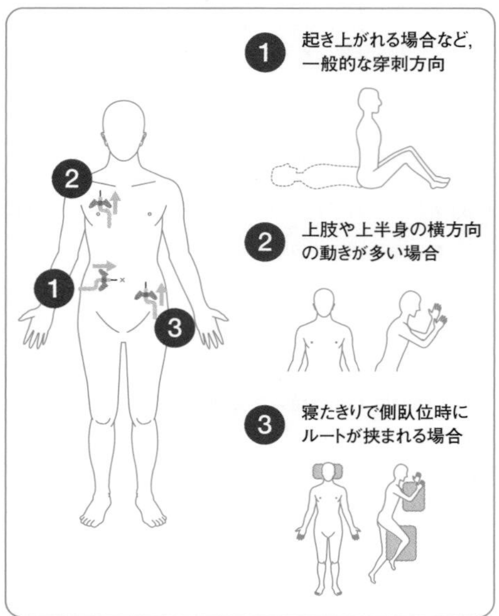

図Ⅱ-6　持続皮下注射のおもな針の方向

は必要ない！』ということは強く認識しておこう．

- **持続皮下注射と持続静脈注射で異なる点は，レスキュー後の効果発現時間が前者は数分程度，後者は5〜15分程度とされるが，それ以外には大きな差はない．**
- **「自己調節鎮痛法（patient-controlled analgesia：PCA）」**は，痛みのある時に患者さん自身がPCAポンプを操作して鎮痛薬をレスキュー投与する方法．痛みにすばやく対応できることと，**ロックアウトタイム設定**（一度レスキューすると設定時間が経過するまでレスキューができなくなる機能．オピオイドの持続注射では30分に設定することが多い）により過量投与による弊害を避けられるようになっている．
- テルモ テルフュージョン小型シリンジポンプ「TE-361」または「TE-362（図Ⅱ-7）」は，10mLシリンジまでの装填が可能である．

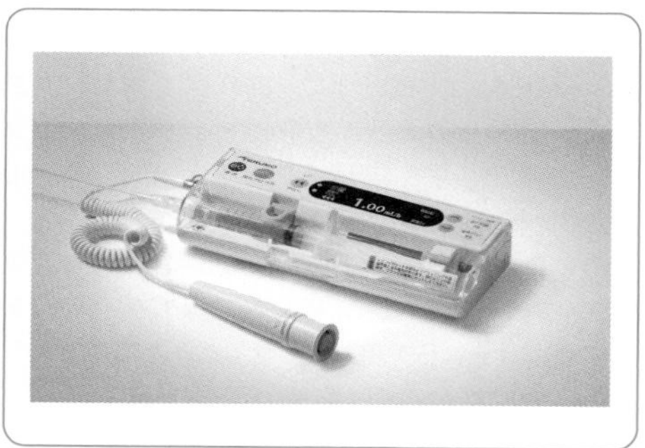

図Ⅱ-7　テルモ テルフュージョン小型シリンジポンプ TE-362

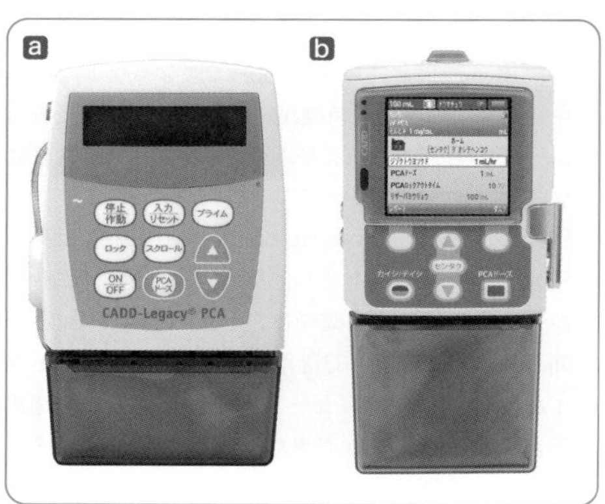

図Ⅱ-8　携帯型輸液ポンプ
a：CADD-Legacy™ PCA Model 6300（販売終了済）
b：CADD-Solis™ PIB

- Smiths medical社のCADD-Legacy PCA Model 6300（図Ⅱ-8a，販売終了済，後継機種はCADD-Solis PIB）は，50，100，250mLのカセットが装填可能．歩ける患者さんを中心に250mLカセットは移動時の重さを訴える方もおり，50，100mLカセットが使いやすい．
- CADD-Solis PIB（図Ⅱ-8b）では疼痛管理に必要な4つの投与モード（持続，間欠，PCA，随時）を搭載し，それらを組み合わせることができるように改良された．詳細は製品サイトを参照．

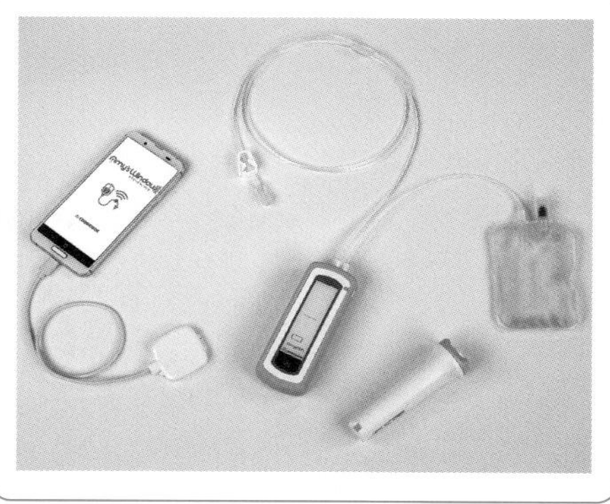

図Ⅱ-9　クーデック®エイミー®PCA

- 大研医器社の「クーデックエイミーPCA（図Ⅱ-9）」は従来型のポンプより軽量であり，スマホを用いて症状をコントロールできる．点滴スタンドなどが不要となり，移動が容易になることで生活の質向上が期待できる．

Point **テルモのポンプは小数点第2位(0.05 mL/時)から速度調節が可能であるが，CADDやクーデックエイミーのポンプは小数点第1位の0.1 mL/時からしか設定できない．** 薬液を多く充填でき在宅で重宝されるCADDやクーデックエイミーのポンプでは最低投与速度が0.1 mL/時と，テルモのポンプの0.05 mL/時の2倍となるため，同濃度の組成では最低1日投与量も2倍となり，腎不全の時など極少量のオピオイドは投与しづらいことに注意(巻末資料③～⑥参照)．

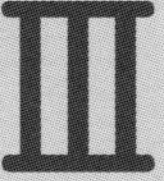

痛みに使う薬剤のまとめ

Ⅲ-1 非オピオイドの選び方と原則

- 非オピオイド鎮痛薬は「WHO3段階除痛ラダーの第1段階」，つまり**痛みに対し最初に開始する薬剤**であり，**アセトアミノフェンと各種NSAIDsが属する．**

Point **消化性潰瘍の既往がある時，腎障害を認める時，高齢者（75歳以上が目安）に対して使用する時にはNSAIDsではなく，原則アセトアミノフェンを選択する**（図Ⅲ-1）．

痛みの出現
消化性潰瘍あり →
腎障害あり →
高齢者 →
原則，アセトアミノフェンを選択する

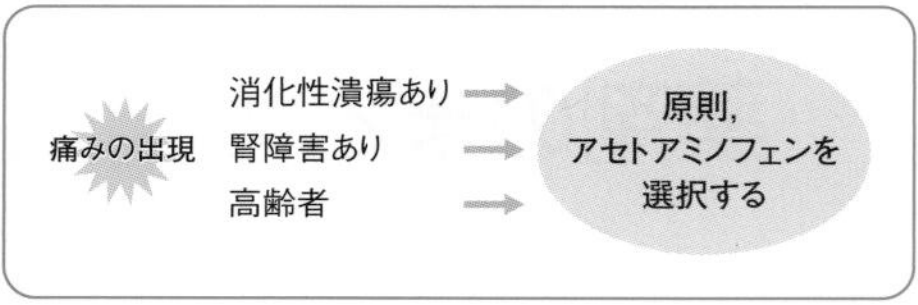

図Ⅲ-1　アセトアミノフェンを選択する場合

Point アセトアミノフェン・NSAIDsは疼痛だけでなく発熱に対しても使用できるが，オピオイドと異なり呼吸困難には使用できない．

緩和戦略 **弱～強オピオイドと非オピオイドは原則，併用して使用する．（忘れやすいが）骨転移痛などには，オピオイドより非オピオイドのほうが有効なケースも多いことは，極めて重要な知識である．**

- それぞれ経口薬，注射薬，坐剤，貼付薬などがあるため，様々な剤形から選ぶことができる．

緩和戦略 「非オピオイドの注射薬」はアセトアミノフェン（アセリオ®），NSAIDs（ロピオン®）とも原則，静脈ルートが必要であることは覚えておこう（逆に緩和医療において皮下投与できない薬剤は他に多くはない．Ⅱ-5「皮下投与」p.44参照）．

Ⅲ-1-A アセトアミノフェン

- 小児にも頻用する薬剤であり効果が弱い印象があるかもしれないが，十分な投与量（10〜15mg/回）を使用すると有効性が実感されやすい．
- NSAIDsと併用すると相化効果が得られる場合がある（相加効果のエビデンスは不確定であるが，両剤は併用できないと誤解されていることが多い）．
- 剤形は200，300，500mg錠が発売されており，細粒やシロップ，坐剤もある．静注薬もよく使用される．
- 静注薬と内服薬は等価換算とされ，静注薬のほうが優位に有効というわけではないものの，内服錠数が多くなる入院患者では一時的にアセリオ®注による1日約4回投与にしたほうが内服負担は軽減する．

処方例

〈内服できる場合〉

カロナール®（200，300，500mg錠など）
疼痛時，1回10〜15mg/kg（1,000mgは超えない）を内服．
4時間あけて1日4回まで（最大4,000mg/日）．
もしくは1日4回，6時間毎などで定時投与．
（内服のタイミングは食後にこだわる必要はない）

- 消化器系への副作用が少なく，PPI（プロトンポンプ阻害薬）などの胃薬を併用しなくとも良い．

緩和戦略 NSAIDsやアセトアミノフェンを定時で内服している場合でも，頓服でトラマドールなどを処方しておくと夜間などに患者が痛みで困ることが減る．「ベース」と「レスキュー」の二者を設定しておくことは，オピオイドに限った話ではない．

〈内服できない場合〉

アセリオ® 静注液(1,000mg/100mL)
疼痛時，300～1,000mgを15分かけて静脈内投与．4時間あけて1日4回まで．
もしくは1日4回，6時間毎に定時投与．

- 内服と同様，1回10～15mg/kgを目安に適宜増減し4,000mg/日を限度とするが，体重50kg未満の成人や2歳以上の幼児および小児では体重1kgあたり1回15mgを上限として静脈内投与し，1日総量は60mg/kgを限度とする．

カロナール® 坐剤(100，200，400mg)
疼痛時，1回10～15mg/kgを目安に直腸内に挿入．4時間あけて1日4回まで．
1回量は最大400mg程度，1日最大1,500mgまで．

- ただし経直腸投与は他に投与経路がなく，どうしても使用したい場合に限られる．

緩和戦略 **十分量を投与すると思いのほか鎮痛できる薬がアセトアミノフェンである．他のオピオイドやNSAIDsとも併用でき，副作用も少ないため軽視せずに使用を検討しよう．ただしモルヒネ200mg/日以上など，高用量オピオイド使用中患者への上乗せ鎮痛効果は期待しがたいとされている．**カロナール®は内服錠数が多くなりがちでもあり，内服負担が大きい時などは一旦中止して疼痛の推移を観察しても良い(疼痛の再燃があれば再開)．**このように，緩和医療は全般的に「一旦試してみて，合わなかったら元に戻すか，別の対応を試してみる」というように『お試しトライ』ができる場面が多いという特徴がある．**

Ⅲ-1-B NSAIDs

- NSAIDs (Non-Steroidal Anti-Inflammatory Drugs)は，ステロイド以外の抗炎症，鎮痛，解熱作用を有する薬物の総称である(表Ⅲ-1).
- **どの剤形でも消化管粘膜障害の副作用があるため，定期使用時は原則PPI（プロトンポンプ阻害薬）やPCAB（タケキャブ®），ファモチジン（ガスター®）などの胃薬を併用し消化性潰瘍を予防する．ファモチジンは腎障害時の減量の必要性や，せん妄リスクを高めることから終末期には使用しづらい．**ミソプロストール(サイトテック®) 200μg 1日4回でも良いとされるが内服回数が多くあまり選択されない．頓用時の胃薬はリスクが低い場合は不要だが，有効性のエビデンスは弱いものの本邦ではレバミピド(ムコスタ®)が頻用されている.

表Ⅲ-1 主なNSAIDs

	一般名	おもな商品名	主な用法
COX-1, COX-2 阻害薬	ロキソプロフェン	ロキソニン®	1日3回
	ジクロフェナク	ボルタレン® ジクトル®テープ	1日3回 1日1回
	イブプロフェン	ブルフェン®	1日3回
COX-2 選択的阻害薬	セレコキシブ	セレコックス®	1日2回
	エトドラク	ハイペン®	1日2回
	メロキシカム	モービック®	1日1回

COX-2選択的阻害薬のNSAIDsは消化性潰瘍のリスクが低いが，腎障害に関する影響はほぼ同等とされる.

緩和戦略 「がんの骨転移」に代表される炎症を伴う体性痛に対して，NSAIDsが強オピオイドより有効な例は非常に多い．「医療用麻薬よりもロキソニン®などの大衆的な鎮痛薬のほうが効く」という事実は大変驚かれるが，非常に大切な知識である（この知識が欠落していると，「なかなか効かないから」と強オピオイドの漫然とした増量につながって副作用のみが出現し，患者が苦しむ状況に直結するため）．

処方例

〈内服できる場合〉

セレコキシブ

セレコックス®錠（100，200mg）

1回200mg，1日2回　朝・夕食後．

※がん性疼痛に対しては200mg/日では効果が弱く，保険適用外だが原則400mg/日が必要．半減期は約7時間と長く，頓用には向かない．

ナプロキセン

ナイキサン®錠（100mg）

腫瘍熱に対する使用が有名である．1日600mg分3から開始し内服12～24時間後から丸一日解熱すれば腫瘍熱と診断する（「ナイキサン®テスト」）．解熱したら，1日400mg分2，もしくは300mg分3に減量する（2週間を目安に中止を検討）．

半減期は約14時間と長く，頓服には向かない．

ロキソプロフェン

ロキソニン®錠（60mg）毎食後に1錠内服．

頓用の場合は，4時間あけて1日3回まで．

緩和戦略 **ロキソプロフェンは半減期が約80分と短く，夕～朝にかけては服用間隔が長くなることによる「end-of-dose failure（薬の切れ目の痛み）」が早朝に起こりやすい．**そのような時は半減期の長いセレコキシブに変更するか，ロキソプロフェンが気に入っている患者では食後にこだわらず「8時間毎に

1日3回」など定時内服としても良い(ロキソプロフェンの薬効は5～7時間とされ8時間は効果が持続しないが，毎食後ほど時間は空かないためこれで満足される方もいる).

〈内服できない場合〉

フルルビプロフェン アキセチル
ロピオン®注(50mg/5mL) 0.5～1A＋生食50mL
疼痛時，30分～1時間で静脈内投与.
または1日3回，定時投与．150mg/日まで.

- ロピオン®は皮下出血を起こすことがあり，皮下投与は原則，行わない.

ジクロフェナク
ボルタレン®サポ®坐剤(12.5，25，50mg)
疼痛時，25～50mg1回1個を肛門内挿入.
または1日2～3回，定時投与．100mg/日まで.

ジクロフェナク貼付薬
ジクトル®テープ(75mg)
1日1回2枚を貼付し，1日毎に貼り替える.
症状に応じて1日3枚まで増量できる.

- **ジクトル®テープ3枚≒ボルタレン®100mgとされ，貼付薬ながら高用量のNSAIDsである.**

緩和戦略 ジクトル®テープは，がん疼痛に適応を有する世界初の経皮吸収型NSAIDsであり，腰痛症や肩関節周囲炎などにも適用を有する．内服困難な患者でNSAIDsを使いたい時や，内服負担を減らしたい高齢者の多い訪問診療で有力な選択肢となる.

- NSAIDsはどの剤形でも，定期使用する場合はPPIやPCABなどの胃薬併用が望ましい.

Column 筋膜性疼痛症候群(MPS)

- **筋膜性疼痛症候群(Myofascial Pain Syndrome：MPS)は「筋筋膜性疼痛」,「筋筋膜性疼痛症候群」とも呼ばれ，筋肉の索状物や強い圧痛を来たすことのある筋原性の疼痛を特徴とした症候群である.** MPSは医療機器装着(静脈ルート，各種カテーテルなど)や他疾患の疼痛などによって，同一体位(長期臥床など)や過度な反復動作が原因となり，筋肉の過緊張や過進展状態が続くことで発症する. **疼痛は腰背部に多く(MPSの約80%)，入院中など臥床時間の長い患者で出現しやすく,** 痛みを訴える患者の31～45%にMPSを合併しているとされる.
- 「"痛みを伴う肩こり"もMPSに含まれる」と考える場合があり，このように話すと患者にも説明しやすい.
- 長期入院中の腰背部痛など，医療者側も「(がんなどによる)痛みと少し違うな」と感じるものの，診断確定のための検査も乏しく，知識がないと鑑別にあがらない病態である. オピオイドも効きにくい「原因不明の痛み」として扱われてしまうこともあるが，他に薬剤の選択肢も乏しいため効いていないのに増量され続けてしまい，オピオイド過量につながることも多い. **MPSを痛みの鑑別疾患に含めることは，患者を救う極めて重要な知識である.**

【MPSの治療】

MPSの治療は短期的には痛みを取り除き，長期的には筋肉の柔軟性を取り戻すことが目的となる.

表　Riversの診断基準

必須基準：下記の2項目を満たす • 触診で圧痛点を認める • 圧痛点を圧迫した際に患者の圧痛が再現される **参考基準：以下のうち少なくとも3項目を満たす** • 筋固縮または筋攣縮を認める • 可動域制限がある • ストレスにより痛みが悪化する • 圧痛点に索状物または結節を触れる

(Rivers. Pain Med, 16：1794-1805, 2015.)

①鎮痛薬(湿布を含む)

薬物療法ではNSAIDsが用いられることが多く，筋弛緩薬・抗不安薬・抗うつ薬などでも限定的ながら，有効性が示唆されている.

②理学療法

まずはマッサージ・温熱療法などにより筋肉の過緊張をほぐす．医療者が施行して本人や家族にもやり方を覚えてもらい，**セルフケアができるようにする**のがポイントである．筋膜リリースや関節Mobilizationも適宜併用する.

緩和戦略 MPSの理学療法は，簡単にいうと**「筋を横に動かす」ことで筋肉と筋膜をはがすイメージを持つ**ことが大切である．身体と垂直に押す「指圧」のイメージではなく，筋肉・筋膜を横に動かしながらほぐすようなスポーツ系のようなマッサージである．理学療法が最も有効である場面も少なくなく，医療者が施行すると患者には効果・手当ての両面から喜ばれる.

※理学療法はYouTubeなどに様々な動画がアップされているので参考にしてほしい.

③トリガーポイント注射

「トリガーポイントブロック」などと呼ばれることもあるブロック注射の一つ．2～6ヵ所程度のトリガーポイント（押すと痛いツボ）に，皮膚から浅い部分（0.5～1cm）に連続して注射する簡便な治療である．（25～）27G針を用いると穿刺に伴う痛みを訴える患者は少ない．

サリチル酸ナトリウム・ジブカイン配合剤注射液

刺入部位をアルコール綿で消毒した後，針をすばやく皮下まで刺入する（“速刺”）．さらに針先を進めると軽い抵抗があった後，プツンとした感覚を得る．これにより筋膜を貫いたことを確認できる．吸引によって血液や空気が引けないことを確認後，ネオビタカイン®（2.5mL）などの局所麻酔薬をトリガーポイント1箇所につき，1～2mL程度ずつ注入する．

※トリガーポイントに命中していれば，患者は「響きます」，「こたえます」などと表現することが多い．抜針はできる限り緩徐に行う（“緩抜”）．

- 抗炎症効果や作用持続時間延長を狙ってステロイドを混注してトリガーポイント注射を行う場合もあるが，注入時の痛みは強くなりやすい．
- ネオビタカイン®に含有されているサリチル酸ナトリウムと臭化カルシウムは局所麻酔薬が効きにくい筋筋膜痛の要素（酸感受性イオンチャネル）に対して効果を発揮して鎮痛に寄与する可能性が示唆されており，トリガーポイント注射に使用されることが多い（キシロカインよりも作用持続時間が長いとする報告がある）．

- レボブピバカイン(ポプスカイン®注)もよく使用されており，心血管系や中枢神経系への副作用が少ないことが特徴である.

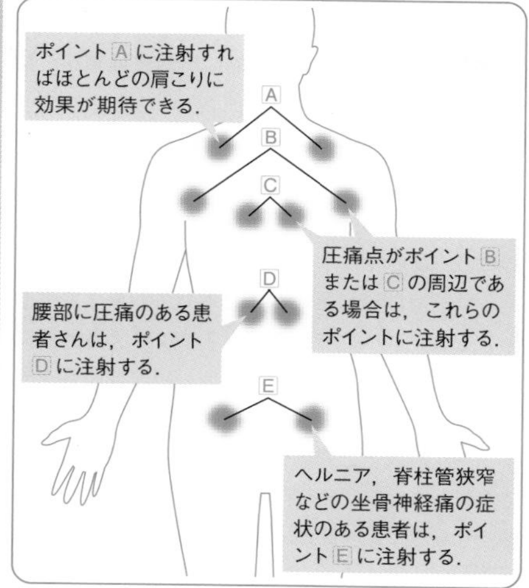

ポイントAに注射すればほとんどの肩こりに効果が期待できる.
A
B
C
圧痛点がポイントBまたはCの周辺である場合は，これらのポイントに注射する.
D
腰部に圧痛のある患者さんは，ポイントDに注射する.
E
ヘルニア，脊柱管狭窄などの坐骨神経痛の症状のある患者は，ポイントEに注射する.

図　トリガーポイント注射の部位

- 個人差は大きいが，うまくいけばトリガーポイント注射後速やかに痛みは軽減され，効果は数日から1～2週間持続する．そのため1～2週間に一度の注射を実施している場合が多いが，症状が強い場合には連日注射することも可能である(1日1回まで算定可能だが，1日に2ヵ所以上の異なる部位に行っても1回分の点数しか算定はできない).

Point 「トリガーポイント注射」と似た用語に「ハイドロリリース注射」があるが，これは局所麻酔薬にやや多めの生理食塩水(1ヵ所につき3～5mL程度)を加え，筋膜が何重にも厚くなってしまっている箇所に注入して筋膜の癒着を剥がそうとする処置を指すことが多く，一般的に超音波検査をしながら施行される．

Point トリガーポイント注射は超音波画像を見ずに打つため，ちょうど筋膜に注射されればハイドロリリースと同様の効果が得られる可能性もあるものの，筋膜ではなく筋肉内に薬液が注入された場合は数時間後に痛みがぶり返してしまう場合も少なくない．ハイドロリリースでは局所麻酔薬ではなく生理食塩水が中心となり，超音波画像を見ながらピンポイントで筋膜を剥がすためトリガーポイント注射以上の即効性・効果・持続時間を期待できるとされる(局所麻酔薬を併用していない医療機関もある．保険算定については要確認)．

Ⅲ-2 弱オピオイドの選び方と原則

- WHO三段階除痛ラダーの第2段階に位置していた「非オピオイドで痛みが残存する場合などの軽度〜中等度の痛み」に対して使用する薬剤である.
- 2018年にWHO鎮痛薬使用の原則から「ラダーに沿って」の項目が削除されたこともあって, がん性疼痛に対し弱オピオイドを選択する機会は減ってきている. モルヒネの前駆体であるコデインは, 呼吸症状にも有用である.
- 強オピオイドと異なりコデイン・トラマドールともに約300mg/日で有効限界があるため, 病状の進行とともに強オピオイドに変更する.

緩和戦略 オピオイドに慣れていない医師の麻薬に対する抵抗感(導入時の説明が苦手な場合を含む)などから強オピオイドの処方をためらう医師をよく見かける. **症状は終末期に向けて増悪することが一般的であり, 心構えとして「弱オピオイドで患者を最期まで診れる」とは考えず, 強オピオイドの使用に習熟しよう.**

Point 経口製剤の換算では「コデイン180mg≒トラマドール150mg≒モルヒネ30mg≒オキシコドン20mg」とされるが, トラマドールを代謝する酵素(CYP2D6)は遺伝子多型による人種差で欠損あるいは低下している日本人が40%程度いるといわれている. そのためトラマドールから強オピオイドに変更する際は, 強オピオイドの過量投与に注意が必要である.

緩和戦略 **呼吸困難と腎障害の有無が弱オピオイドを選ぶ時の重要な要素になる(表Ⅲ-2). しかし呼吸困難に**

対してはトラマドールはエビデンスが乏しい．そのため弱オピオイドの経口製剤では原則，「呼吸困難にはコデイン，痛みにはトラマドール」を選択すれば良い（痛みにはコデインも効くが，トラマドールのほうが便秘などの副作用が少なく医療用麻薬扱いの製剤が存在しないことを考えると，細粒の剤形を選択したい時以外に，痛みに対してあえてコデインを選択する機会は限られる）．

Point **腎障害時はモルヒネの前駆体であるコデインも血中濃度が高まるため，eGFR 30で半量を目安に，減量して投与する（トラマドールも1日2回などに間隔を延長するか，減量して投与する）．**

表Ⅲ-2　コデインとトラマドールの使い分け

	腎機能障害 −	腎機能障害 ＋
痛み	トラマドール， コデイン	トラマドール コデイン （共に減量して投与）
呼吸困難	コデイン （呼吸困難が強くなった時はモルヒネなど強オピオイドに変更）	コデイン （減量して投与）

Ⅲ-2-A　コデイン

- **軽度の咳や呼吸困難，疼痛があるがすぐに強オピオイドを使用しない患者**に選択する（「医療用麻薬はどうしても使いたくない」という希望がある患者のオピオイド導入時も含む）．
- **体内に入ると一部がモルヒネと同様に作用する．「コデイン20mg≒経口モルヒネ3mg」**とされ，換算表では「コデイン180mg≒経口モルヒネ30mg」と示されていることが多い（**表Ⅲ-3**）．

表Ⅲ-3　コデインには一般処方と麻薬処方がある

	製剤名	成分量20mg 投与時の用法
一般処方	コデイン5mg錠 コデイン1%散	4錠 2g
麻薬処方	コデイン20mg錠 コデイン10%散	1錠 0.2g

処方例

コデイン錠(5，20mg)
1回10〜20mgを1日4回内服.
呼吸困難時または疼痛時のレスキューも
1回10〜20mgで設定できる.
※20mg錠の麻薬処方をする場合は患者・家族に「医療用麻薬であること」の説明が必要.

- コデインの効果持続時間は3〜4時間と短いため，毎食後＆眠前の1日4回内服でも深夜から早朝に効果がなくなり，咳や呼吸困難で睡眠が阻害されてしまうことがある(End-of-dose failure (薬の切れ目の症状))．そのような時は投与間隔が長くなる眠前のみ，2倍量を内服してもらう方法もある.

コデイン散(1%)
1回2g，1日4回内服.
コデイン散(10%)
1回0.2g，1日4回内服.
※1回量をレスキューとしても設定できる.
※散剤には1%製剤と10%製剤があり，1%製剤は医療用麻薬には指定されていないが内服する散剤の量が多いため，やや飲みづらい.

- コデインはモルヒネと同じく，腎障害時には蓄積により血中濃度が高まるため効果も副作用も増強される．筆者は概ねeGFR 30を目安として，半量の1回10mgで投与することが多い．
- モルヒネ同様，便秘対策は重要．（少なくとも）センノシドやピコスルファートなどの便秘時頓用薬は設定しておきたい(p.92参照)．

緩和戦略 **弱オピオイドは強オピオイド導入前の「つなぎの薬」と捉えるべきであり，悪性腫瘍など，進行性の病態ではいずれ強オピオイドが必要になる．そのため，症状が悪化しているのに弱オピオイドで粘りすぎないようにしよう．**

Point 市販の感冒薬の中にもコデインが入っているものがあり（パブロンW®など），麻薬扱いのコデイン製剤を処方する時には，そのように説明すると抵抗感が減る方が多い．

緩和戦略 コデインには徐放性製剤が存在せず，効果持続時間は概ね3～4時間であるため1日4～6回の内服が必要となる．「コデイン20mg≒経口モルヒネ3mg」であるから，コデイン1回20mgを1日4回，80mg/日を内服中の患者はすでに経口モルヒネ換算で12mg程度を内服している計算になり，症状増悪時は副作用をあまり懸念せず強オピオイドの徐放性製剤(MSコンチン®20mg/日など)に変更できる．**ただし心不全，呼吸不全，腎不全，神経難病など，非がん疾患の呼吸症状には徐放性製剤は保険適用がないため，モルヒネ末・錠の速放性製剤を1日4～6回内服するか，持続注射に変更する必要がある．**

Ⅲ-2-B トラマドール

- 整形外科領域の慢性疼痛などにも頻用されており，非オピオイド鎮痛薬で痛みが残存する時に選択できる(非オピオイドとは併用しても良い)．
- **医療用麻薬には指定されていないため，麻薬に抵抗感がある患者にも導入しやすく，かつ安価である．**
- SNRI (serotonin-noradrenaline reuptake inhibitor)作用が含まれ，神経障害性疼痛にも有効な可能性がある．

処方例

トラマドール

トラマール®OD錠(25，50mg)

初回投与時は1回25mgを1日3～4回，または頓用から開始する．最大量は1回100mg．

レスキュー トラマール®OD錠(25，50mg)を1錠，追加内服(ベースの1/8～1/4程度に設定)．

※**300～400mg/日に有効限界**があるとされ，このような多めの量が必要になる前に強オピオイドに変更すること．

- 腎障害がある場合は，投与間隔を延長するなど，慎重に投与する．明確な指標はないが，筆者は(コデインと同様)概ねeGFR 30を目安に半量または1日2回として投与することが多い．

Point **内服開始または増量後，「吐き気で食事量が減っている」という訴えがある時はトラマドールによる副作用ではないか，と疑うことが重要**である．「食事は摂れていなかったが，痛みがあるので薬だけは飲んでいた」ために副作用の嘔気・食欲不振が持続し入院となるケースもあり，腎機能が悪い患者や高齢者では特に注意が必要である．

緩和戦略 換算比は「経口トラマドール150mg≒経口モルヒネ30mg」とされており，すでにトラマドールを定期内服している場合，強オピオイド徐放性製剤への変更は比較的スムーズに移行できるが，トラマドールを代謝する酵素(CYP2D6)が欠損あるいは低下している日本人は40%程度いるといわれている(遺伝子多型の問題)．そのためトラマドールから強オピオイドに変更する際には強オピオイドの過量投与に注意が必要となり，換算から2〜3割程度減量してスイッチするほうが安全である．

Point てんかん，けいれんの既往がある患者に対しては慎重投与となっているので注意．

〈内服できない時(2倍希釈持続皮下注)〉

トラマール®注(100mg/2mL) 2A＋生食4mLでトラマドール25mg/mLとし，0.1mL/時から開始．呼吸数≧10回の時，8時間毎に増量可．

0.1mL/時(60mg/日)
0.2mL/時(120mg/日)
0.3mL/時(180mg/日)
0.4mL/時(240mg/日)

レスキュー 疼痛時1(〜2)時間分を早送り．
15分もしくは30分あけて反復投与可．

• トラマドールには注射製剤も発売されているが，実臨床での使用機会は限定されるだろう(たとえば「モルヒネなどの"医療用麻薬"は絶対に使いたくないが，内服困難であるため持続注射が必要な患者」など)．

Column ブプレノルフィンとペンタゾシン

- ブプレノルフィンやペンタゾシンはμ受容体に部分的に作用する弱オピオイドであり，**モルヒネなどと併用すると強オピオイドの効果が減弱するため，「麻薬拮抗性鎮痛薬」と呼ばれる．そのため強オピオイドとの併用は原則行わない．**
- ペンタゾシン（ソセゴン®，ペンタジン®）は幻覚・依存などの副作用が強く，がん性疼痛には推奨されない．救急外来でも副作用の少ないアセリオ®のほうが頻用されている．
- 本コラムでは最低限の知識は持っておきたい，ブプレノルフィンについて解説しておく．

処方例

ブプレノルフィン坐剤
レペタン® 坐剤（0.2，0.4 mg）
1回0.2～0.4 mgを，8～12時間毎に肛門内挿入．
疼痛時：1個追加（添付文書では最大0.4 mgを8時間毎まで投与可）．

- **レペタン®坐剤0.2mgは，経口モルヒネ5～10mgとほぼ同等の鎮痛作用を持つ．**
- レペタン®注の舌下投与は適用外使用である．
- 筆者はレペタン®坐剤を使用する場面は多くはないが，「麻薬処方がどうしてもできない環境」や，「坐薬しか投与経路が選べないが，何らかの事情により医療用麻薬であるアンペック®坐剤も処方できない」場合などが想定される．

ブプレノルフィン持続注射

レペタン®注(0.2mg/1mL，0.3mg/1.5mL)

原液を0.1～0.2mL/時で開始，最大0.4mL/時(1.92mg/日)で持続皮下注．持続静注も可．

- ブプレノルフィンはモルヒネより25～50倍も強い効力があるとされるが，注射では約2mg/日で天井効果がみられるため，これ以上では強オピオイドに変更する．

Ⅲ-3 強オピオイドの開始法と選択

- 「オピオイド開始時に多くの緩和ケア医が考えているであろう思考を構造化し，見える化した方法」が筆者オリジナルの『7steps＋E』であり，それをさらに思い出しやすいゴロにしたものが『Dr. Rods』である(次ページ参照).
- 理解を助けるために，臨床医が慣れていることの多い「感染症に対する抗菌薬と，緩和医療におけるオピオイドの対比」について把握しよう(表Ⅲ-4).

表Ⅲ-4　抗菌薬とオピオイドの対比

	抗菌薬	オピオイド
薬剤選択	感染症に対して使用する 薬剤は微生物・臓器によって決まる	**癌の原発巣や疾患に応じた薬剤の推奨はない** ※非がん疾患では保険適用から選択肢が狭まる
至適用量	決まっている 「髄膜炎Dose」など臓器によっては増量が推奨されている 腎障害時には減量を要する薬剤がある	**至適用量は決まっていない** 副作用を避けるため，効果をみつつも原則少なめから開始する 腎障害時には減量を要する薬剤がある
投与量調節	症状によって投与量の調節は行わない	**個々の患者の症状に応じて増量/減量調節をくり返す**
投与期間	概ね決まっている(数日～数週間)	**決まっていない(癌では生涯使用が多い)**
投与経路	十分な投与量確保のため，入院中は原則注射で投与．外来では主に内服で投与	経口・経皮投与が基本．病状の進行(経口摂取困難や症状の増悪)とともに持続注射への移行を要する例が多い
転機	完治することが多い(中途半端に治療すると再燃しやすい)	**原疾患が完治することは原則ない**．病状の進行とともに死を迎えることが多い

【7 steps＋E】

①呼吸困難の確認

②腎障害の確認

③投与経路の選択

④オピオイドの選択

⑤オピオイド１日投与量とレスキューの設定

⑥持続注射の時は組成/速度も設定

⑦副作用対策（便秘/嘔気）

＋患者/家族への説明（Explain）

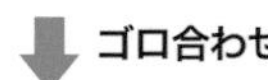

【Dr. Rods】

①check Dyspnea

②check Renal function

③choice Route

④choice Opioid

⑤Set daily Dose & rescue

⑥for continuous injections, set composition and rate

⑦Set Side-effect measures

＋Explain（患者/家族への説明）

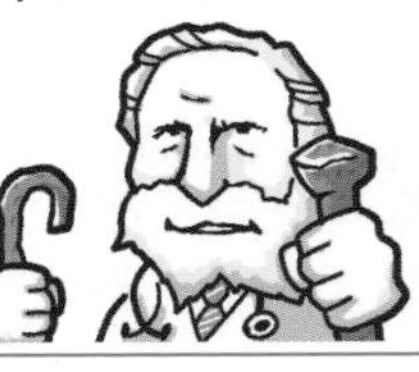

複数の杖を持つ医師「Dr. Rods」

それではオピオイドの構造的な開始法，『7 steps ＋E（Dr. Rods）』の手順をチェックしていこう．

Step① 呼吸困難の確認（check Dyspnea）

SpO_2だけでなく，呼吸数も忘れずに確認しよう．意識がある患者には自覚症状の強さを尋ねる．SpO_2が保たれていたり「呼吸は苦しくない」と述べる患者でも，呼吸数が大きく上昇（呼吸数≧20/分の場合など）している場合は我慢されている可能性を念頭に置く．意識障害でご本人とコミュニケーションできない場合でも，筆者の経験的に概ね呼吸数≧30/分になるとご家族が見ていて苦痛を感じられる場合も多く，呼吸数20台を目標としてオピオイドを投与することがある**（呼吸数の基準値である12～16/分を目指す必要はないし，現実的に達成は難しい）**．

Step② 腎障害（check Renal function）

直近の採血結果で，「eGFR値」などを確認しよう（可能ならクレアチニン・クリアランス：CCr）．

「腎障害時は原則モルヒネは禁忌」とされるが，腎障害時のオピオイド（モルヒネ・オキシコドン・ヒドロモルフォンなど）の推奨投与量は各種資料でバラツキがあるため悩ましい．非がん疾患の呼吸症状（咳嗽）に対するオピオイドはモルヒネしか保険適用がないこともあり（ただしMSコンチン®などのモルヒネ徐放性製剤の保険適用はがん性疼痛のみ），悪性腫瘍患者でも採用薬の関係などで，腎障害時でも減量してモルヒネを投与せざるをえないこともある．**慎重になりすぎて結局投与できないよりは，少なめから投与して調節するほうが利益が多い**ことを考慮し，また煩雑さを避けるためにも筆者はモルヒネはeGFR 45

で75%以下，eGFR 30で50%以下，eGFR 15で25%以下を目安に減量して開始し，調節している．「腎障害時には慎重投与」となっており明確な減量の目安が示されていないヒドロモルフォン・オキシコドンも，eGFR 45で75%超，eGFR 30で50%超，eGFR 15で25%超を目安としている（「開始時は2〜4mg/日くらいかな」と考えれば，モルヒネでは少なめ，オキシコドンとヒドロモルフォンでは多めの値を設定することが多い）．

緩和戦略 「抗菌薬とオピオイドの対比」の表（**表Ⅲ-4**）で見たように，**「オピオイド開始時・変更時の至適投与量は誰にもわからない」**という点は緩和医療の重要なポイントである．これは腎障害がない患者でも同様で，投与前から「症状に有効で副作用も出ない適切な量」はどんなエキスパートでもわからないのである．**逆にいえば初学者でも考えすぎる必要はなく，少なめから開始し，頻繁な評価を繰り返して調節する姿勢が功を奏する**．オピオイドに耐性ができていない（オピオイドナイーブ：2週間以上オピオイドを使用していない患者）例で多めに開始すると嘔吐などの副作用が出やすく，「こんな薬もう続けたくありません」という陰性感情につながってしまう．レスキューは使えるのであるから，**『悩んだら少なめから』**を心がけよう．

Step③ 投与経路の選択（choice Route）

投与経路の選択肢は基本的に経口・貼付・持続注射の3種類であり，持続注射にする場合は「持続静注 or 持続皮下注」も選択する．経直腸投与（坐剤）はuncommonな投与経路であり，可能な限り使用しない．

【投与経路選択の原則】

A 内服できない時や，強い症状で早めにタイトレーション（＝「投与量の決定」）したい時は，調節性に優れレスキューも容易な持続注射を選択する．

B A以外は原則，経口投与を選択する（つまり，「by mouse」のWHO原則に従う）．

例外**C** 症状緩和に1～3日かかっても問題がなさそうで，内服負担がある時などはフェンタニル貼付薬でも良い（自発痛は乏しいが腹部の軽度圧痛を伴う悪性腫瘍など）．ただし内服困難であればレスキューは効果発現が遅い坐剤を選択するほかないことが多く，持続注射にしたほうが良いケースも多い．

【持続静注と持続皮下注はどちらを選択すべき？】

持続静注のほうが効き目が良いように感じるかもしれないが，**持続皮下注（CSI，p.44参照）と持続静注では，血中濃度がプラトーになった時の濃度は変わらず効能に差がないことから，結論としてはどちらでも良い**．特徴を表Ⅲ-5に示す．

表Ⅲ-5　持続静注と持続皮下注の特徴の違い

	持続静注	持続皮下注
レスキュー時の効果発現時間	数分	5～15分
留置針交換の目安	3日に1回	3～7日に1回
側管からの投与	可	原則不可
後押し輸液（※）	必要	不要
繰返す穿刺の苦痛	あり	なし

持続静注にする場合は，輸液と共に投与しないと速度不足で血液が凝固してしまう可能性があり，「後押し」となる24時間持続輸液が必要である．

緩和戦略 **持続静注を選択するのは主に24時間高カロリー輸液中などオピオイド投与をしない場合でも輸液投与の必要性がある場合で，それ以外は原則，持続皮下注射(CSI)で良い！**なぜなら，不要な輸液は(特に終末期では)浮腫・胸腹水貯留などの原因となるためである．

緩和戦略 腎機能正常時の，持続注射投与開始からの「定常状態(血中濃度がプラトーになっている状態)に対する比率」は，3時間後で50%，6時間後で75%，9時間後で88%，12時間後で93%，15時間後で97%とされる．**つまり午前10時に開始したオピオイドは13時時点で50%，16時時点で75%の比率で効いていることになる．このデータは，1日の動きに対する重要な示唆を与えてくれる．すなわち「オピオイドを開始・変更するなら，なるべく早い午前中にオーダーし，午後に評価せよ」ということである．**開始後6時間の時点ですでに副作用の嘔吐がみられた場合，75%で嘔吐しているのであるから，翌日までにさらに(残り25%分)嘔吐が悪化することは容易に想像でき，減量または制吐薬を要するであろう．

Step④ オピオイドの選択(choice Opioid)

- **弱オピオイドと同じく，呼吸困難や腎障害の有無がオピオイド選択時の鍵となる．**
- モルヒネは高度腎障害では使用を避けるべきであり，かつ代謝の個人差が大きく嘔気・眠気の副作用が出やすく，疼痛に対する強オピオイドの第一選択にはなりがたい．ただし呼吸困難に対しては最も有用なエビデンスが蓄積されている．

Point **強オピオイド開始時の選択肢はモルヒネ・ヒド**

ロモルフォン・オキシコドン・タペンタドール・フェンタニルの５種類であり，等価換算量であればどれでも鎮痛効果は変わらないとされるが，フェンタニル貼付薬はフェントス®テープ約10mg/日で天井効果があるとされる(「フェントス®テープは２桁では効きにくい」と覚える)．

※メサドンは経口モルヒネ換算60mg/日以上のオピオイドを使用している時に選択できる，いわば「とっておきの医療用麻薬」であり，オピオイド開始時は選択できない(メサドンの項参照，p.121)．

緩和戦略 **疾患名によるオピオイドの優劣はないため，呼吸困難と腎障害の有無からオピオイドを選択しよう(これが微生物による推奨抗菌薬が存在する感染症治療と大きく異なる点である)．**

Point **呼吸困難に有効な可能性のある強オピオイドは，モルヒネを代表としてオキシコドン・ヒドロモルフォンの３種類に絞られる**(フェンタニルは国内ガイドラインでは「推奨しない」とされている)．この中で，**本邦において「非がん疾患の呼吸困難(強い咳嗽)」に保険適用があるのはモルヒネ末・錠・注射のみである(MSコンチン®やオプソ®などはがん性疼痛にしか保険適用がない)．**

　また非がん性疼痛に適用がある強オピオイドは，モルヒネ末・錠・注射(MSコンチン®，オプソ®などは除く)，オキシコンチン®TR錠，各種フェンタニル(注射，デュロテップ®MTパッチ・ワンデュロ®パッチ・フェントス®テープ)である(2024年1月時点，モルヒネとフェンタニル注以外はe-learningが必要)．

以上より，選択肢は狭まってくる(**表Ⅲ-6, 7, 8**)．

表Ⅲ-6　強オピオイドの選び方（内服・貼付製剤）

	腎機能障害 −	腎機能障害 ＋
痛み	オキシコドンTR錠or ヒドロモルフォン錠or タペンタドール錠or 経口モルヒネ	タペンタドール錠or フェンタニル貼付薬or オキシコドンTR錠or ヒドロモルフォン錠
呼吸困難	経口モルヒネor オキシコドンTR錠or ヒドロモルフォン錠	オキシコドンTR錠or ヒドロモルフォン錠or 経口モルヒネ（減量して使用）

非がん疾患の該当症状に保険適用があるものに下線を引いた．

【痛みに対するオピオイド選択指針（内服・貼付製剤）】

①ヒドロモルフォン→基本的に筆者の1st choice.

- 腎障害にも慎重に使用でき，呼吸症状に効果が得られる例もある．徐放性製剤のナルサス®は1日1回内服で負担が少なく，速放性製剤のナルラピド®も錠剤で飲みやすいことは大きな利点．グルクロン酸抱合で代謝されるため薬剤相互作用も少ない．

②オキシコドン→①が使用できない時の2nd choice.

- 腎障害にも慎重に使用でき，呼吸症状に効果が得られる例もある．CYP経路で代謝されるため薬剤相互作用が多く，徐放性製剤の1日2回の内服負担からも，筆者は①を優先している．非がん疾患の慢性疼痛には，オキシコンチン®TR錠が選択できる．

③フェンタニル→腹部膨満感などに対する3rd choice.

- 高度の腎障害がある時や，「腹水貯留のため腹部膨満で苦しい」くらいの比較的軽度な症状の時に，便秘の副作用が少なく貼付薬は内服負担がないことも考慮して，①・②より優先してフェントス®テープを選択することがある．ただし頻繁な調節はできないため，症状が強ければ持続注射などに変更する．ただし非がん疾患の痛みに対して適用がある他の強オピオイドは，モルヒネ末・錠・注射とオキシコンチン®TR錠のみであるため，特に腎障害がある時はフェンタニルの貼付薬または持続注射が1st choiceとなる．

④タペンタドール→神経障害性疼痛が強い時

- SNRI（ノルアドレナリン再取り込み阻害）作用を有し，神経障害性疼痛にも有効とされる．グルクロン酸抱合で代謝されるため薬剤相互作用で少ないこともメリット．速放性製剤は発売されていないため，レスキューはナルラピド®，オプソ®，オキノーム®などで設定する．

⑤モルヒネ→非がん疾患や呼吸困難に使用する時

- 高度腎障害に禁忌で副作用も出やすく，筆者はがん性疼痛に対してはあまり選択しない．呼吸困難を合併した時に他のオピオイドで効かない場合にスイッチしたり，4%モルヒネ注の高用量注射製剤が発売されているため，高用量使用時にオキシコドン注などから切り替えることはある．また，"非がん疾患の呼吸困難（強い咳嗽）"に対して保険適用があるものはモルヒネ末・錠・注射のみである（表Ⅲ-8）．

【呼吸困難に対するオピオイド選択指針（内服製剤）】

①コデイン80mgを分4で開始（腎障害時は減量）．

②呼吸症状が進行した場合，非がん疾患であればモルヒネ末or錠を1日4回，悪性腫瘍であれば（疼痛もあるものとして）MSコンチン®（1日2回）などの徐放性製剤を選択．

表Ⅲ-7　強オピオイドの選び方(注射製剤)

	腎機能障害 −	腎機能障害 ＋
痛み	オキシコドン注or ヒドロモルフォン注or モルヒネ注or フェンタニル注or (緊急ではない時) フェンタニル貼付薬	フェンタニル注or オキシコドン注or ヒドロモルフォン注or 極少量のモルヒネ注 (緊急ではない時) フェンタニル貼付薬
呼吸困難	原則，モルヒネ注. (腎障害などでモルヒネが使えない時) オキシコドン注or ヒドロモルフォン注	オキシコドン注or ヒドロモルフォン注or (効果と副作用を慎重に観察しつつ) フェンタニル注or 極少量のモルヒネ注

非がん疾患の該当症状に保険適用があるものに下線を引いた.

【痛みに対するオピオイド選択指針(注射製剤)】

①非がん疾患の痛みであればモルヒネかフェンタニルしか保険適用がなく，モルヒネは代謝の個体差が大きく嘔気なども出やすいため，原則フェンタニルを選択(フェンタニルは腎障害があっても用量調節が不要).

②悪性腫瘍の痛みであれば，(いずれ呼吸困難が出現してくることも考慮に入れて)フェンタニルではなく，ヒドロモルフォンかオキシコドンを選択．オピオイドナイーブの方が内服困難or症状が強くオピオイドを注射から開始する場合，特に腎障害があって減量したい時は低用量から調節しやすいオキシコドンを選択している．それ以外ではグルクロン酸抱合で薬剤相互作用が少なく，高用量製剤も発売されているナルベイン®を選択することが多い.

③悪性腫瘍の痛みで，内服もしくは貼付薬から切り替えて持続注射を使用する場合は原則，内服時と同じ一般名の薬剤を選択している．タペンタドールやメサドンを使用していた場合は同じ一般名の

注射製剤が発売されていないため，ナルベイン®を選択することが多い(オキシコドンでも良いが，高用量使用時の切り替えはナルベイン®のほうがしやすい．鎮痛効果としてはモルヒネも同等だが，代謝の個体差が大きく腎機能悪化時の副作用リスクも高いことと，名称に対する抵抗感が強い方が非常に多いことも考慮し筆者はほぼ選択しない．フェンタニル注は投与量計算がやや煩雑だが，選択しても良い)．

【呼吸困難に対するオピオイド選択指針(注射製剤)】

①非がん疾患であれば保険適用からモルヒネの一択．腎障害がある場合は悩ましいが，(呼吸困難に対する推奨は弱い)フェンタニルも保険適用外となるため，モルヒネを減量して使用することが多い．**高度腎障害時は持続注射にすると蓄積して血中濃度が上昇し続けるため，モルヒネ2〜3mg(最大1回5mg)の単回皮下注射を用いる．腎機能が正常な時は約4時間で効果も副作用(眠気など)も消失するが，腎障害時には遷延(せんえん)するため，症状が再燃してきたらそのたびに皮下注射を同量で追加する(血中濃度が何時間で低下するかは，尿量も減少しているような腎不全患者では全く読めない)．**

②悪性腫瘍の呼吸困難に対してもモルヒネを第一選択とするが，腎障害がある場合は(呼吸症状に対する推奨はモルヒネよりも弱いものの)ナルベイン®またはオキシコドン持続注射を選択することが多い(がん性疼痛を伴う場合も多く保険で切られることはまずない)．

表Ⅲ-8　強オピオイドの特徴と使い分け（メサドン以外）

		モルヒネ	オキシコドン	ヒドロモルフォン	フェンタニル	タペンタドール
呼吸症状の緩和		有効な可能性が高い	有効な可能性あり	有効な可能性あり	**推奨されない**	記載なし
非がん疾患の呼吸症状への保険適用		末・錠・注射で保険適用あり	なし	なし	なし	なし
非がん疾患の痛みへの保険適用		末・錠・注射で保険適用あり	TR錠であり	なし	各種，貼付薬であり	なし
高度腎障害の時		**なるべく使用しない**	慎重投与	慎重投与	用量調節不要	用量調節不要
代謝		グルクロン酸抱合	**CYP3A4，2D6**	グルクロン酸抱合	**CYP3A4**	グルクロン酸抱合
副作用	便秘	++	++	++	+	+
	悪心	**++～+++**	++	++	++	++

※主なメリット・**デメリット**を色分けで示す．
※呼吸症状の緩和に関しては（著効は期待できない可能性もあるものの）モルヒネが最もエビデンスが蓄積されており，患者によってはヒドロモルフォン・オキシコドンでも効果が期待できる（呼吸困難に対するフェンタニルは本邦ガイドラインでは推奨されていない）．
※CYP3A4を基質にしているオピオイドは，Ca拮抗薬，グレープフルーツ，ニューキノロン系の抗菌薬などで血中濃度が上昇し，抗けいれん薬やステロイドで血中濃度が低下する．CYP2D4を基質にしているオピオイドはSSRI，セレコキシブ，ハロペリドールなどで血中濃度が上昇する．
※**グルクロン酸抱合による代謝は，薬物相互作用を生じる薬剤が少ない．**

Step⑤ オピオイド1日投与量とレスキューの設定(Set daily Dose & rescue)

- モルヒネ注換算 5〜10mg/日(つまり1%モルヒネ10mL/Aでは0.5〜1A)で開始することを基本とする．この換算(つまり経口モルヒネで10〜20mg/日)と発売されている剤形規格から，処方内容が決まる(巻末資料⑪「経口・貼付オピオイド製剤一覧」p.300参照)．

Point オピオイドナイーブ(オピオイド未使用の状態)の患者では発売されている規格の1日最低用量から開始することが原則である．経口モルヒネ換算量が多い順に，MSコンチン®20mg(経口モルヒネ20mg)>オキシコンチン®10mg≒フェントス®テープ0.5mg(経口モルヒネ15mg)>ナルサス®2mg(経口モルヒネ10mg)となる．

緩和戦略 経口モルヒネ製剤の一般的な開始量は20mg/日(MSコンチン®錠など)であるが，この量でも嘔気などの副作用が出てしまうことはあり，オピオイドナイーブの患者ではできれば「経口モルヒネ換算で20mg/日未満の量」から開始したい．**ナルサス®2mgは経口モルヒネ換算10mg/日から開始でき，オピオイド徐放性製剤の中では最小量であるため，副作用が出現しづらく導入しやすい**(Start low, Go slowの原則にも則っている)．

【徐放性製剤(“ベース”と呼ぶ)】
①ナルサス®錠2(〜4)mg　1日1回
②オキシコンチン®TR錠5mg　1日2回
③MSコンチン®錠10mg　1日2回

【速放性製剤(“レスキュー”と呼ぶ)】
①ナルラピド®錠 1mg
②オキノーム®散，または
　オキシコドン錠or内服液2.5mg
③オプソ®内服液5mg
※疼痛時もしくは呼吸困難時の「頓用」で設定する
※レスキューの投与量は，経口投与時はベースの
　1/4～1/8，持続注射使用中は1(～2)時間量．

- レスキューを選択する時は基本的にベースの製剤と一般名を合わせるが，フェンタニル・タペンタドール・メサドンをベースに使用している時は同じ一般名の速放性製剤が発売されていないため，上記①～③から選択する．経口モルヒネ30～60mg/日以上を使用している時は，フェンタニルの「即効性製剤」も選択できる(p.116参照)．

Step⑥ 持続注射の時は組成/速度も設定 (for continuous injections, set composition and rate)

Point オピオイドナイーブの患者では，**モルヒネ注5～10mg/日(1%モルヒネ 10mL/Aで0.5～1A)で開始することを基本**とする．オキシコドン注はモルヒネ注と同量となるので，覚えやすい．

- オピオイドを使用中の患者に強い症状が出現したor内服困難になった場合は，換算表を用いて投与量を決定する．

緩和戦略 **嚥下障害で内服困難になった場合など，オピオイドが対象とする症状(痛みや呼吸困難)は変化していない時に持続注射に変更する場合，「不完全な交差耐性」や「生体利用率(bioavailability)」を考慮し，換**

算表から約20～30％減量して内服・貼付薬から持続注射に変更する（注射から内服・貼付薬に変更する時は換算表どおりで良い）． ※「不完全な交差耐性」とは，「患者は一定期間オピオイドに暴露されると耐性を得るが，オピオイドの種類が変わることによって耐性が消失するため，計算上より効き目や副作用が強く出ることがある」という意味である．

いずれにせよ，「投与してみるまでそれが至適投与量かどうかはわからない」のがオピオイドの特徴であり，慎重に観察・評価しながら調節することを厭わないこと．投与量が足りない場合もレスキューは使用できるため，悩んだら少なめから増量して調節したほうが結局はうまくいくことが多い（嘔吐・せん妄などの強い副作用が出るとオピオイドを拒否されてしまい，オピオイドの継続自体が困難になることもある）．

Point 強い症状が出現して持続注射に変更する場合は，換算表どおりの変更でコントロールできることもある．これは「不完全な交差耐性」を考慮し，**“減量して投与経路を変更してから，やはり投与量が足りないので増量することと同じ”ことになるため，換算表どおりの投与量であっても意味合いとしては増量と同義になる．**

Point 非がん疾患の呼吸困難に対しては，悪性腫瘍に対する半分以下の開始量を推奨するエキスパートオピニオンもある（つまり，腎障害がない場合でモルヒネ注2.5～5mg/日）．投与量の厳密な指標はないが，**「非がん疾患では悪性腫瘍よりも少なめで投与する」ことは念頭に置いておこう．**

緩和戦略 巻末資料に持続注射の組成表を示してある．次の例題と巻末資料（①～⑥）も参照してほしい．

【例題①】※1%モルヒネ注を「M」と表記する.
腎障害のない呼吸困難/疼痛の患者に対し，モルヒネ注をCSI（持続皮下注射）で開始する時の，組成と速度は？

例）M1mL＋生食9mLを0.30mL/時　または
　　M2mL＋生食8mLを0.15mL/時(7.2mg/日)

【例題②】
eGFR 30の呼吸困難/疼痛の患者に対し，モルヒネ注をCSIで開始する時の，組成と速度は？

例)M1mL＋生食9mLを0.15mL/時(3.6mg/日)

【例題③】
モルヒネ2mL＋生食8mLを0.4mL/時で投与しており，0.5mL/時（24mg/日）への増量時に濃度変更する時の，組成と速度は？

例）M5mL＋生食5mLを0.2mL/時　または
　　M10mL原液を0.1mL/時（24mg/日）

Step⑦ 副作用対策（眠気/便秘/嘔気）(Set Side-effect measures)

- **オピオイドの3大副作用は眠気・便秘・嘔気である．オピオイドは便秘以外の副作用については一定期間で軽減することが多い，**耐性ができて副作用が消失するまでの期間を示す（**表Ⅲ-9**）．嘔気は数日～10日で消失することが多いが1週間以上も対策なしで耐えることは苦痛であり，オランザピン5mg/日などのMARTAが有効．便秘は耐性を形成しないため継続的な対策が必要である．

表Ⅲ-9 オピオイドの主な副作用と，耐性ができて副作用が消失するまでの期間

副作用	耐性ができて副作用が消失するまでの期間
眠気	1.5～3日
嘔気／嘔吐	数日～10日
瘙痒感	7～10日
筋けいれん(ミオクローヌス)	減量が必要なことが多い
便秘	耐性は形成しない(時間が経過しても便秘は治らない)

緩和戦略 オピオイドの重篤な副作用は呼吸抑制であるが，図Ⅲ-2のようにオピオイドでは「増量していった時に副作用が出現する順番」が決まっているため，嘔吐していたり，カタトニー（精神運動の低下および昏迷状態に代表される異常行動を特徴とする状態）などの意識障害がある時（縮瞳を認めることもある）にさらに増量しなければ呼吸抑制はまず発生しない．逆にいえば，「オピオイドを増量して良いのは薬剤性の嘔吐，せん妄，意識障害がない時」である！

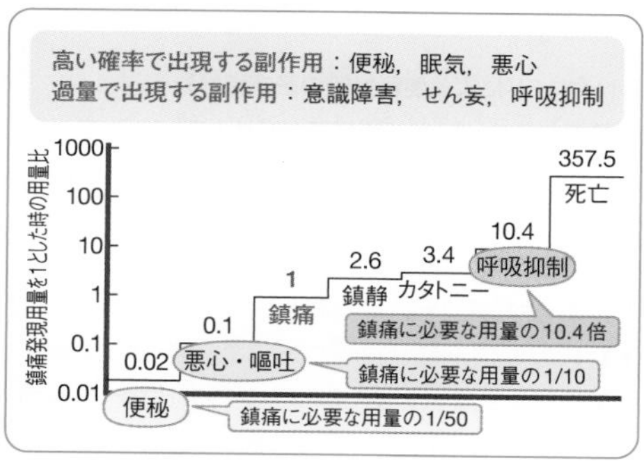

図Ⅲ-2 モルヒネの主な薬理作用の有効用量の比較

〈オピオイドの副作用対策：眠気〉

緩和戦略 オピオイドの開始時（もしくは増量時）には眠気が出現することがある．眠気を改善できる薬剤は基本的に存在しないが，1～3日で改善してくることが多いため，軽度の眠気でQOLを阻害しない場合はそのまま経過を観察しよう（むしろ慌てて減量・変更・中止をしないことが重要である）．オピオイドの開始・増量時や，翌日に眠気が出た場合には以上の内容を患者・家族に説明しておくと良い．

〈オピオイドの副作用対策：便秘〉

- オピオイドは便秘の副作用はほぼ必発とされ，耐性の形成（副作用の軽減）も生じにくいため，便秘対策は必須である（**表Ⅲ-10**）．
- オピオイドのベース＆レスキューと同じように，定時の便秘薬（浸透圧性下剤など）と頓用薬（大腸刺激性下剤など）をそれぞれ処方しておく．ベースだけでなくレスキューを設定する考え方は，すべての持続的な症状に対して同様である．

【オピオイドによる便秘対策の筆者指針】

①可能ならオピオイド開始時からナルデメジンを併用．
頓用はセンノシド，またはピコスルファートを設定．

②それでも便秘傾向の場合，

- 腎障害がない場合は，酸化マグネシウムを追加．
- 腎障害がある時は，ラクツロースを追加．
- 腎障害があってラクツロースも効きづらい場合，エロビキシバットまたはリナクロチドなどを追加．または1日2回のルビプロストンなどを追加．

③浣腸は内服困難な場合を中心に適宜使用．

表Ⅲ-10　便秘の治療薬一覧

分 類	一般名(商品名®)	1日用法・用量
μopioid受容体拮抗薬	ナルデメジン(スインプロイク®)	0.2mg (分1)
浸透圧性下剤	酸化マグネシウム	1,000〜2,000mg(分2〜3)
	ラクツロース(モニラック®)	10〜60mL(分2〜3)
	マクロゴール(モビコール®)	LD6包またはHD3包まで(分1〜3)
大腸刺激性下剤	センノシド(プルゼニド®)	12〜48mg(分1〜2)
	ピコスルファートナトリウム	5〜30滴/(分1〜3)
	ビサコジル(テレミンソフト®)	10mg/回1日1〜2回
胆汁酸トランスポーター阻害剤	エロビキシバット(グーフィス®)	5〜15mg (分1)
グアニル酸シクラーゼC受容体アゴニスト	リナクロチド(リンゼス®)	2.5〜5mg (分1)
Clチャネルアクチベーター	ルビプロストン(アミティーザ®)	12〜48μg(分1〜2)
その他	浣腸(グリセリン)	1回10〜150mL

便秘対策の投与例

〈定時内服薬(おもに浸透圧性下剤)〉

ナルデメジン(末梢性μオピオイド受容体拮抗薬)
スインプロイク®錠(0.2mg) 1日1回内服

- **オピオイド使用中にのみ投与できる便秘薬.**
- 消化管にある末梢性μオピオイドと結合してオピオイド鎮痛薬と拮抗することにより，OIC (p.164参照)を改善する．血液脳関門を通過しづらいため，鎮痛など中枢性μオピオイド受容体作用は阻害しない．

- 食前・食後に関わらず内服可能で服用タイミングも何時でも良い．1日0.2mgから調節もしない．

酸化マグネシウム
マグミット®錠(250，330，550mg)
1,000〜2,000mg/日(分2〜3)

- 酸化マグネシウムとして1日2gを食前または食後の2〜3回に分割経口投与するか，就寝前に1回投与する．細粒もあり，薬価も安い．
- 腎障害がある時は高Mg血症の懸念があり，ラクツロース(モニラック®シロップ)などを用いる．

ラクツロース
モニラック®シロップ(65%)
10〜20mL/回を，1日2〜3回内服．

- 高アンモニア血症の薬として有名だが副作用が少なく，腎障害時も調節不要で使いやすい便秘薬．

ポリエチレングリコール(マクロゴール)
モビコール®配合内用剤(LD，HD)

- 1包を水やお茶，ジュースなどの液体60mL程度に溶かして服用する浸透圧性下剤．
- HD製剤にはLD製剤の2倍の成分が含まれる．成人および12歳以上の小児には初回用量として，LD2包またはHD1包を1日1回経口投与する．以降，症状に応じて適宜増減し，1日1〜3回経口投与，最大投与量は1日量としてLD6包またはHD3包まで(1回量としてLD4包またはHD2包まで)．

※増量は2日以上の間隔をあけて行い，増量幅は1日量としてLD2包またはHD1包まで．

エロビキシバット
グーフィス®錠(5mg) 1日1回，1回2錠(10mg)を食前に内服する．1日5～15mgで調節可．

- 胆汁酸トランスポーター阻害剤であり，**世界初のデュアルアクション(① 大腸内の水分分泌を促進，② 消化管運動の促進)製剤**．
- 1日1回内服で良く，腎障害でも安全に使用できる．

リナクロチド
リンゼス®錠(2.5mg) 1日1回，1回2錠(5mg)を食前に内服．症状により2.5mgに減量する．

- グアニル酸シクラーゼC受容体アゴニストで**便秘型過敏性腸症候群に適用**があり，過敏な腹部不快感や腹痛合併の患者で特に効果が期待できる．
- 1日1回内服で良く，腎障害でも安全に使用できる．

ルビプロストン
アミティーザ®カプセル(12，24μg)
12～24μgを1日1～2回内服．最大48μg/日．

- **悪心の副作用が23%程度と多く，悪性腫瘍患者にはやや使いにくい**．
- 中～重度の肝障害や重度の腎障害のある患者では，1回12μgまたは24μgを1日1回から開始するなど慎重に投与する．

〈便秘時頓用薬(おもに大腸刺激性下剤)〉

ピコスルファートナトリウム
ラキソベロン® 内用液(0.75%)
5〜30滴 /日を眠前，または分2〜3で内服.

Point ピコスルファート6滴が概ねセンノシド1錠(12mg)と等換算になることは覚えておくと便利.

センノシド
プルゼニド® 錠(12mg) 1〜4錠を眠前に内服.

- センノシドには「依存」と「耐性」の問題があり，少しずつ効果が減弱するため，徐々に量が多くなる(耐性). またこれなしでは便秘が解消されない状態(依存)になり，腸管が麻痺し頑固な便秘を引き起こす傾向がある. 短期間or頓用で使用したい.

ビサコジル坐剤
テレミンソフト® 坐剤(10mg)
10mgを1日1〜2回，肛門内に挿入.

- 腸の蠕動運動・排便反射を促進し，結腸内での水分吸収を抑制し，内容積を増大して排便を促す.

浣腸
グリセリン浣腸液50%
成人は1回30〜60mLを1日1〜3回，直腸内に注入する. 年齢・症状により適宜増減する.

〈オピオイドの副作用対策：嘔気〉

- Ⅳ-2-A, p.154参照.
- 血液中のオピオイドの濃度が上昇すると，CTZ (chemoreceptor trigger zone：化学受容器引き金帯)が感知して嘔吐中枢に影響を及ぼすことで，嘔気・嘔吐を引き起こす.
- オピオイド開始時・増量時の嘔気は耐性が形成されるため，出現しても数日～10日で改善する傾向がある．そのため嘔気時は頓用，もしくは数日～1週間程度の短期間の定時内服(1日3回，毎食前など)で処方しておけば良い.

【オピオイドによる嘔気対策の筆者指針】

①トラベルミン®錠は市販されていて心理的抵抗感が少ないことからも，オピオイドの開始時に1週間程度の定時内服にする時は1st choiceとすることが多い．定時薬は処方しない時でもプロクロルペラジン(ノバミン®，5mg)などを嘔気時で設定しておく.

②オピオイドによると考えられる持続的嘔気があり，かつ疼痛や呼吸困難症状も強くオピオイドの減量や変更もしづらい時は，多元受容体作用抗精神病薬(Multi-acting Receptor Targeted Antipsychotics：MARTA)であるオランザピン(ジプレキサ®) 2.5～5mgの有効性が高い．半減期が短いほうがよければ，同じMARTAのクエチアピン(セロクエル®)やアセナピン(シクレスト®舌下錠)なども検討できる．MARTAではないが，リスペリドン(リスパダール®内服液・OD錠)やブロナンセリン(ロナセン®テープ)などの抗精神病薬も有効な可能性がある.

最後のStep 患者 / 家族への説明(Explain)

- 麻薬開始時の説明を苦手にしているために投薬を躊躇している例はしばしば見受けられる．オピオイド開始時の説明は一体何が難しいのだろうか？

> いい出すタイミングが難しい
> 何と説明すれば良いかわからない
> 抵抗されたり気分を害したらどうしよう…etc.

- **症状が軽度の時に，早めに少なめから(Start low, Go slow)開始したほうが副作用が少ないことはわかっているし，多くの場合，がんなどの進行性の病態を考慮するといずれは必要な薬なのだから，サクッと重くなく伝えるほうが患者を不必要に怖がらせてしまうことは減る，**と考えている．以下に筆者のオピオイド開始時の説明例を示す．

> **これまで使用していた痛み止め(ロキソプロフェン®・カロナール®など)ではまだ痛みが残っているようで，もう少しお薬の力を借りたほうが良いと思います．次のお薬は医療用麻薬になるのですが，世界的に決められた使い方で少しずつ症状に合わせて調節すれば，中毒や依存症になるようなことはありません．**
>
> **(昔は急に多い量を使ってしまったこともあってモルヒネに怖いイメージがついてしまったようですが，今は使い方が良くなっていますので，安心して下さい)**
>
> **主な副作用には眠気・吐き気・便秘がありますが，軽い眠気が出たとしても，1～3日で消えることがほとんどです．吐き気は出ない方も多いので**

すが，念のため(1週間，または頓用で)吐き気止めは処方しておきます．

便秘だけはなりやすいことがわかっているので，寝る前に便秘薬(スインプロイク®を想定)を1錠飲んで頂き，頓服(センノシド®などを想定)の便秘薬も一応，処方しておきますね．

- これまでのまとめとして，不穏時も含めた筆者の経口・注射のデフォルト(定型)セットを以下に示す．

【経口のデフォルトセット】

ベース：ナルサス®2 (～4) mg 1日1回

レスキュー 疼痛時，もしくは呼吸困難時

ナルラピド®1mg　1時間あけて追加投与可．

〈便秘対策〉スインプロイク®0.2mg 1日1回

便秘時：センノシド1 (～4)錠

〈嘔気時〉プロクロルペラジン(ノバミン®) 5mg 1錠(1日4回まで)

〈不穏時〉クエチアピン(セロクエル®) 25mg 1錠

(錠剤が飲みづらい時や，強い糖尿病がある時)

リスペリドン内服液0.5mg 1包

※持続性の不穏や嘔気がある時は，オランザピン(ジプレキサ®)2.5～5mg錠などの投与を検討．

【注射のデフォルトセット】

・**病棟の持続静脈注射：**

モルヒネorオキファスト®注 10mg（1mL）＋生食47mLを1.5mL/時（7.5mg/日．症状が強めの時は2.0mL/時，10mg/日）で開始．

・**病棟の持続皮下注射：**

モルヒネorオキファスト®注

20mg（2mL）＋生食8mLを0.15mL/時（7.2mg/日，症状が強めの時は0.20mL/時，9.6mg/日）で開始．

※**在宅の持続皮下注射**の場合は，CADDまたはクーデックエイミーのポンプで50〜100mL組成とすることが多いため（テルモ以外のポンプは原則小数点第1位までしか設定できない），「病棟の持続皮下注射」の組成から薬剤＆生食をともに5〜10倍量とし，

モルヒネorオキファスト®注

100mg（10mL）＋生食40mLを0.2mL/時（9.6mg/日）で開始．

レスキュー 疼痛時or呼吸困難時1時間量を早送り30分あけて追加投与可．

〈便秘対策〉グリセリン浣腸30〜60mLなど

〈嘔気時〉ハロペリドール（セレネース®）注2.5mg＋生食50mL

〈不穏時〉ハロペリドール（セレネース®）注2.5mg＋アタラックス®P注50mg＋生食50mL　※効果不十分な時は，アタラックス®-Pをサイレース（0.5mg/0.25A）やミダゾラム（ドルミカム®）2.5mg（2.5mg/0.25A）などに変更．

Point 持続注射のレスキュー間隔は15分または30分あけることが一般的だが，皮下投与ではレスキュー後の効果発現が15分を超える可能性もあり，筆者は安全性も考慮して「30分あけて繰り返し投与可」と指示している．いずれにせよ患者やスタッフが混乱しないよう，施設内で統一しよう．

緩和戦略 **本邦では持続注射使用中のレスキューは1時間量に設定することが多い．** 数時間以内に続けて2回以上レスキューすると症状緩和できることが判明した場合などは，1回量を2時間量に設定しても良い．

緩和戦略 **オピオイドの皮下投与では1mL/時以内の速度が推奨されているため，「1時間に1回，1時間量のレスキューを使用すると仮定した場合，0.5mL/時以内の投与速度」にとどめたい(ベースとレスキューを合わせても1mL/時以下となるため)．症状に合わせて漸増していく中で0.4～0.5mL/時になったら，オピオイドを濃い濃度に作り替え，速度を落とすことが必要になる．**

- 巻末資料②「オピオイド持続注射を使用する時の指示記載」と⑤「モルヒネ・オキシコドン持続注射の組成シート」を参照！（p.262，p.280）．

緩和戦略 すべての持続症状に対し，ベースの薬剤を処方するだけでなく，レスキュー設定も検討しよう．痛みだけでなく呼吸困難や嘔気時なども頓用指示を設定しておかないと，症状が出現した時に患者さんや看護師が困ることになる．

Ⅲ-4 強オピオイド使用中の留意点

- がん性疼痛に対する薬剤使用のおおまかな流れを，以下に示す(筆者私見)．これは内服ができても，できなくても，概ね同様である．

①**非オピオイドから開始(可能な場合はNSAIDs，そうでなければアセトアミノフェン)．**

②痛みの残存・再燃があれば，**強オピオイドを追加**(内服可能ならナルサス®2mg/日，内服不可能ならオキシコドン注 7.5mg/日程度)．

③**1日3～4回以上レスキューを使用している時は，症状コントロールができていないと考え，ベースアップ**(食事時の痛みに対して食事の30～60分前にレスキューを使用しているなど，一定の条件下で使用している場合は例外)．
レスキューの回数が1日3回以下でも，持続的な症状があって嘔気や意識障害がなければ，強オピオイドを「レスキュー分をベースに足した量」に25～50％ずつ増量して調節していく(レスキュー分を足してから計算することを忘れない)． 強い症状の時は50～100％の範囲で増量しても良いが，副作用の出現に注意し，増量はなるべく1日1回までとする(1週間では3～4回程度までが望ましい)．

④**神経障害性疼痛が疑われれば，いずれのタイミングからでも鎮痛補助薬を開始．**

⑤同時に**放射線治療など，非薬物療法も可能な限り早期から併用.**

⑥骨転移があればデノスマブ(ランマーク®)も追加.

⑦非オピオイドとしてNSAIDsを使用している場合は，相加効果を期待してアセトアミノフェンを併用する場合もある

⑧さらに鎮痛補助薬と強オピオイドを増量しても鎮痛効果が乏しく，経口モルヒネ換算60 mg/日以上になっている場合は，**メサドンのAdd onを検討.**

⑨**強い痛みが出現したり内服困難になった場合は，強オピオイドを持続注射に変更.** 鎮痛補助薬の持続注射としてケタラール・キシロカインの併用も検討.アセリオ®またはロピオン®の1日3～4回の定期投与も実施(ただし在宅では訪問看護の回数が多くなってしまうことから，1日複数回の点滴は難しい). **NSAIDsは貼付薬のジクトル®テープ(1日2～3枚)でも良い.**

緩和戦略 モルヒネ・オキシコドン・ヒドロモルフォンの強オピオイド使用前は腎機能を必ず確認し，腎障害がある場合は減量して開始しよう. フェンタニル貼付薬から他の製剤に変更する時に腎障害がある場合も，腎障害分を考慮して減量しないと過量になる(忘れやすいので注意！).

Point 上記の流れにおいて，トラマドールなどの弱オピオイドは登場していない. WHOの3段階除痛ラダーから削除されたように，弱オピオイドの登

場場面は「強オピオイドが使用しづらい場合」に限られてきている.

緩和戦略 呼吸困難が悪化した時は内服困難な状況であることも多いため, 強オピオイドの持続注射から開始となる場合が多い. **内服できる時は弱オピオイドのコデインを80mg/日程度から開始できるが, コデインの後にオピオイドの内服を挟んでも挟まなくても, がんや間質性肺炎など進行性の病態ではいずれは持続注射に変更となる.** そして痛みに対する使用と異なり, **「呼吸困難に対してはモルヒネ注10〜15mg/日で天井効果がみられる」とされている.** つまり, それ以上増量しても効能がなく副作用しか認めない投与量(天井)に数回ベースアップすると到達してしまうのである. そのため, 呼吸困難に対しては少量ミダゾラム(2.5〜10mg/日)を併用しつつ, それでも呼吸困難が悪化すれば緩和目的の調節型鎮静(ミダゾラムの増量)を検討せざるを得ないことが多い. つまり, **「呼吸困難の緩和でオピオイドを投与したら, 少量のミタゾラムをを併用しつつ, いずれは鎮静を検討せざるをえない」**という流れを事前に認識しておこう.

緩和戦略 **オピオイド, 一部の鎮痛補助薬, 嘔気/せん妄に対する抗精神病薬など, 緩和ケアで使用する薬剤は眠気の副作用が生じる可能性があるものが多い. そのためこれらの薬剤を同じタイミングで開始・増量すると, どの薬剤による副作用かの評価が困難になり, 減量・中止すべき薬剤選択が困難になる. これらを追加・変更する時はなるべく1日1剤までにしよう.**

Ⅲ-5 強オピオイド製剤の特徴

Ⅲ-5-A モルヒネ

- 古典的かつ有名な薬剤であるが，モルヒネは腎障害時でもより安全に使用できるオキシコドン・ヒドロモルフォンなどとがん疼痛緩和有効性は同等であり，むしろ呼吸困難に対する第一選択薬としての地位が確立されつつある．この3剤は似た化学式を有しており，比較しつつ特徴を押さえよう（表Ⅲ-8 p.82参照）．
- **オキシコドン・ヒドロモルフォンと異なるモルヒネの特徴は，「非がん疾患の呼吸困難（強い咳嗽）に対して保険適用がある（ただしMSコンチン®，オプソ®などの徐放性・速放性製剤はがん性疼痛にしか保険適用がなく，モルヒネ末・錠・注射のみ）」，「モルヒネは副作用が出やすい（代謝の個体差が大きい）」，「腎障害がある場合は血中濃度が上昇するため相対禁忌だが，非がん患者の呼吸困難などで選択しなければならない時は，減量して使用し慎重に調節する」**といった点である．
- 呼吸症状の緩和に関してはモルヒネが最もエビデンスが蓄積されており，ヒドロモルフォン・オキシコドンも効果があれば使用しても良いとされる．ただし呼吸困難に対するオピオイドの有効性自体が乏しいとする研究もあり，痛みに対する使用とは異なり，呼吸困難に対してはモルヒネ注換算10～15mg/日程度で天井効果があるとされることからも，呼吸困難に対するオピオイドに過度な期待は持たないほうが無難である．

緩和戦略 呼吸困難に対するオピオイドの導入時は，コデイン（20mg≒経口モルヒネ3mg）も開始量が少ないため副作用が出にくく，使いやすい（「Start low，Go slow」の原則）．

- 筆者は**“呼吸困難がある時”は内服可能ならコデイン，内服困難ならモルヒネ注をまず検討し，悪性腫瘍の患者ではヒドロモルフォン・オキシコドンを選ぶことが多い．【強オピオイドの選択指針】**p.78を参照のこと．
- **モルヒネは「血清Cr値2.0mg/dL以上，または予測Ccr＜30mL /分の患者に対しては定期内服での開始は避ける」**が他オピオイドの採用がない時など，eGFR（可能ならCcr）が30～45で腎障害がない時の50～75％程度に減量して投与することもある．eGFRが15～30の場合は原則禁忌だが，腎障害がない時の25～50％程度まで減量して投与せざるをえない時もある．

緩和戦略 **腎不全の緩和ケアもトピックとなっている．**透析を含めた高度腎障害の非がんの呼吸困難は保険適用的にはモルヒネを選択せざるをえないが，**持続注射で投与すると低用量でも血中濃度が蓄積していくため，2～3mg程度のモルヒネを単回（静脈or皮下）注射で投与し，症状が再燃するたびに同量を繰り返し投与しよう（腎障害がなければ単回皮下注射の効果＆副作用は約4時間で消失するが，腎障害時はこの時間が読めない）．**腎障害が高度でも排尿がある場合は，2～3mg/日程度のモルヒネ持続注射で副作用なくコントロールできることもある．透析後はモルヒネの血中濃度が下がるため，追加投与を要することが多い（**図Ⅲ-3**のグラフを常に頭の中で描きながら診療しよう）．

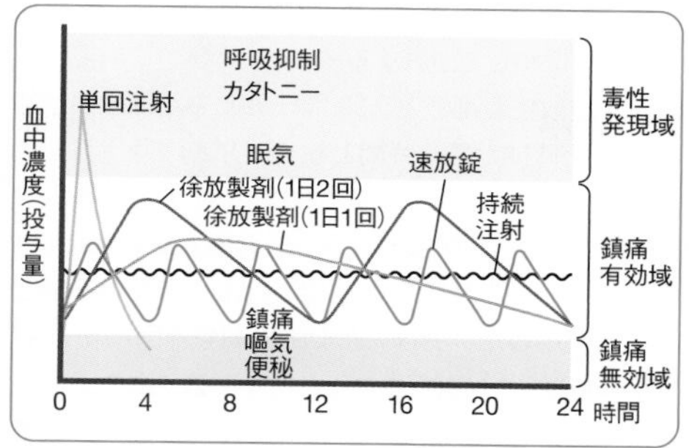

図Ⅲ-3　投与経路別のモルヒネ血中濃度の推移

処方例

〈内服できる場合〉

モルヒネ徐放性製剤

MSコンチン®錠(10, 30, 60mg)

1回10mg, 1日2回から開始, 12時間毎.

レスキュー オプソ®内服液(5, 10mg)

※1日量の約1/6(1/8～1/4)量に設定し内服（1時間あけて追加投与可）.

【副作用(便秘・嘔気)対策】

他のオピオイドと同様に頓用薬などを設定するが, モルヒネは代謝の個体差が大きいとされており, 眠気や嘔吐が出やすい傾向がある.

Point モルヒネは経口薬(原末, 錠, 細粒), 坐剤, 注射薬と多くの剤形があることが魅力である. 徐放性製剤では1日2回投与の錠剤やカプセルのほか, モルペス®細粒も発売されているが, 胃ろうや胃管から注入する時は水で懸濁するとシリンジ壁に薬剤が付着するため，成分栄養剤など濃厚な液体に混和して注入する．

Point 速放性製剤のオプソ®やモルヒネ単回注射は効果持続時間が約4時間と短く，単剤では1日4回以上の投与が必要となることが多い．しかしMSコンチン®などの徐放性製剤は最低用量が20mg/日であるため，腎障害などでこれより少量のモルヒネを使用したい時は“速放性製剤や単回皮下注射の繰り返し”が選択されることがある．血中濃度は安定しづらいが，透析を含めた腎不全患者などでは定期内服や持続注射では代謝物の蓄積が懸念されるため，有用な使用法となる．

〈内服できない場合〉

※オピオイドは施設によって様々な組成でオーダーされており，慣れたやり方でかまわない．

モルヒネ注

腎・肝障害がないオピオイドナイーブ(これまでオピオイドを使用していない)の患者のベースは，

- **病棟では，1％モルヒネ2mL＋生食8mL**
- **在宅では，1％モルヒネ10mL＋生食40mLなど「0.2％モルヒネ (2mg/mL)」**

などの組成で，持続皮下(or静脈)注射を開始すると良い．

※この組成では，0.1～0.2mL/時(4.8～9.6mg/日)という少量で開始できるため嘔気などの副作用が出現しづらく，0.4mL/時程度まで数回ベースアップしても組成を変更する必要がない．

レスキュー 1時間量を早送り．30分あけて追加投与可．

Point **腎障害・高度肝障害がある時は代謝産物のM6Gが蓄積しやすいため，さらに濃度の薄い0.1％モルヒネ「1％モルヒネ1mL＋生食9mL（1mg/mL）」を「0.1〜0.2mL/時（2.4〜4.8mg/日）」で開始すると調節しやすい．** 巻末資料⑤「モルヒネ・オキシコドン持続注射の組成表」p.280参照．

- 「0.1％モルヒネ」は腎障害のある患者や，小数点第1位までしか速度を調節できないポンプ（0.1の次は0.15ではなく，0.2mL/時にしかできない）しか使用できない環境で選択することが多い．Ⅱ-5「緩和ケアで欠かせない皮下投与」p.44参照．
- 1％モルヒネ注と同濃度の50mg/5mLと，4倍濃度の200mg/5mL製剤（4％モルヒネ）も発売されている．

緩和戦略 オピオイドナイーブの患者が症状が強くて救急外来に搬送されてきた時は，モルヒネまたはオキシコドン注の0.2〜0.3mL（2〜3mg）程度を皮下注射で単回投与を繰り返すと，数回で効果を得られることが多い．このような場合はお看取りのタイミングが近いことも多いが，単回注射では血中濃度は安定しないため原則，速やかに持続注射を準備する（「医療用麻薬の投与で余命が縮むわけでない」ことは説明しておくこと）．

〈内服・注射ともに，どうしても選択できない場合〉

モルヒネ坐剤（10，20，30mg）
アンペック® 坐剤　1日3回，8時間毎．
レスキュー アンペック坐剤®（10mg）1個，または1日量の約1/6量を投与（2時間あけて追加可）．

- 強オピオイド唯一の坐剤であるアンペック®は効果発現時間が1～2時間と遅いが，在宅で注射薬など他の手段を選択できない時にベースとレスキューを兼ねて使用できる．調節性は良くないため他の経路が使用できる場合にあえて選択する剤形ではなく，急な痛みなど緊急性が高い時は持続皮下注または持続静注に変更する．

Point 終末期の経口摂取困難などで脱水になった時は腎機能も悪くなりがちであり，モルヒネ製剤では代謝産物の蓄積による傾眠や嘔吐，意識障害，呼吸抑制(呼吸数≦10回/分)などの副作用が出現しやすくなることに注意．

緩和戦略 **モルヒネ・オキシコドン・ヒドロモルフォンは水溶性の薬剤である．強い傾眠などの副作用が出現した場合，持続注射使用中であれば一旦中止もしくは半量以下として，500～1,000mL程度の輸液で血中濃度を薄めると改善する場合がある(フェンタニルは脂溶性であるため輸液で副作用症状は改善しない)．** ただし重篤な呼吸抑制(特に呼吸数≦6回/分)などの副作用が出現している時は，速やかにオピオイド(特にμ受容体)拮抗薬であるナロキソンの投与を行う．

オピオイドの呼吸抑制に対するナロキソンの投与例
(10倍に希釈して使用する場合)
ナロキソン注(0.2mg/mL) 1A＋生食9mL
1回0.04～0.08mg (2～4mL)を緩徐に静注．
呼吸数＞10回/分を維持するよう，反応をみながら2～3分以上の間隔をあけて追加投与する．

Point 自殺目的など緊急性が高い時はナロキソン1回0.4～2mgを静注する．過量投与前の状態に回復したらオピオイドの持続注射は再開して良いが，投与量は減量する．

緩和戦略 **ナロキソンは半減期が短く作用時間は約30分であり，副作用症状が再燃する場合は30～60分毎に追加投与を行う．**ナロキソンによってオピオイドが拮抗されて急激な疼痛を生じることもあるため，慎重に反応をみながら使用すること．

Ⅲ-5-B オキシコドン

- **腎障害があっても慎重に投与可能であり，5mg（1日2回）と低用量の徐放性製剤が発売されている（経口モルヒネ15mg≒経口オキシコドン10mg）ことなどから，モルヒネよりも選択しやすい．呼吸困難に対する推奨はモルヒネのほうが強いが，効果がある例ではオキシコドンも有用である．**
- オキシコドンでは経口薬の徐放性製剤（オキシコンチン®TR錠など）と速放性製剤（オキノーム®散，オキシコドン錠・内服液），注射薬（オキシコドン注，オキファスト®注）が発売されている．**オキシコンチン®TR錠は非がんの慢性疼痛にも適用がある（処方にはe-learning受講が必要）．**
- 鎮痛効果は他のオピオイドと同等とされるが，モルヒネと異なり腎障害がある時でも慎重に選択できることはメリットである（ただし腎機能が低下している時はオキシコドンでも血中濃度が高くなることがあるため，副作用が出現しないよう減量するほうが安全）．
- グルクロン酸抱合で代謝されるモルヒネ，ヒドロモルフォン，タペンタドールと異なる点として，オキシコドンはCYP3A4やCYP2D4, フェンタニルはCYP3A4を介して代謝されるため薬物相互作用のある薬剤が多い. CYP3A4を基質にしているオピオイドではCa拮抗薬, グレープフルーツ, ニューキノロンなどで血中濃度が上昇し, 抗けいれん薬やステロイドで低下する. CYP2D4を基質にしているオピオイドはSSRI, セレコキシブ, ハロペリドールなどで血中濃度が上昇する.

処方例

〈内服できる場合〉

オキシコドン徐放性製剤
ベース：オキシコンチン®TR錠(5, 10, 20, 40mg)
1回5mg, 1日2回から開始, 12時間毎.
レスキュー オキノーム®散, またはオキシコドン錠・内服液(2.5, 5, 10, 20mg)
※レスキューは1日量の約1/6 (1/8～1/4)量に設定して内服(1時間あけて追加投与可).

Point ベースにオキシコドン徐放錠NX, レスキューにオキシコドン錠などを設定すると名称が似ているため, 患者は混乱しやすいことに注意したい. CYP代謝や1日内服回数などの差異もあるが, 筆者が経口オキシコドン製剤をあまり好まず, ナルサス®を選択することが多い理由の一つである.

- ただし「1日2回内服するほうが効く気がする」とおっしゃる患者さんは少ないながらも一定数おり, そのような場合はナルサス®からスイッチして経口オキシコドン製剤を使用することはある.

〈内服できない場合〉

オキシコドン注

腎障害がないオピオイドナイーブ(これまでオピオイドを使用していない)の患者のベースは,

- **病棟では,オキファスト®注2mL＋生食8mL**
- **在宅では,オキファスト®注10mL＋生食40mL**

など「0.2%オキシコドン(2mg/mL)」の組成で,持続皮下(or静脈)注射を開始すると良い.

※この組成では,0.1〜0.2mL/時(4.8〜9.6mg/日)という少量で開始できるため嘔気などの副作用が出現しづらく,0.4mL/時程度まで数回ベースアップしても組成を変更する必要がない.

レスキュー 1時間量を早送り.30分あけて追加投与可.

緩和戦略 オキシコドン注には10mg/1mL製剤と同濃度の50mg/5mL製剤は存在するが,4%モルヒネのように高濃度のオキシコドン注射薬は発売されていない.そのため高用量になった時は,モルヒネ注またはナルベイン®注に変更しよう.

Ⅲ-5-C ヒドロモルフォン

- 日本では2017年に経口徐放性/速放性製剤が,2018年に注射薬が使えるようになった.
- 多くの場面で筆者の1st choiceとなるオピオイド.【強オピオイドの選択指針】p.78を参照.

緩和戦略 ヒドロモルフォンはモルヒネと化学式が似ており,保険適用はないが呼吸困難(強い咳嗽)にも効果を認める場合がある.筆者は悪性腫瘍患者の場合,腎障害時のモルヒネとの優位性も考慮してヒドロモルフォンを疼痛にも選択することが多いが,モルヒネのほうが呼吸困難に対する推奨が強いことは覚えておこう．

- グルクロン酸抱合で代謝されるため薬剤相互作用が少ない．CYPを介して代謝されるオキシコドン・フェンタニルと比してメリットとなる．
- 鎮痛効果は他のオピオイドと同等とされるが，モルヒネと異なり腎障害がある時でも慎重に投与できる（ただし腎機能が低下している患者ではヒドロモルフォンでも血中濃度が上昇するため，副作用が出現しないよう減量するほうが安全）．
- **ベース（徐放性製剤）は1日1回の錠剤（ナルサス®）であることから，内服の負担は少ない．**
- **レスキュー（速放性製剤）も錠剤（ナルラピド®）である**ことは，散剤（オキノーム®散など）や液剤（オプソ®内服液，オキシコドン内服液など）が苦手な患者にはメリットである．オキシコドン製剤はベースにオキシコドン徐放錠NX，レスキューにオキシコドン®錠を設定すると名称が似ていて混乱しやすいが，ヒドロモルフォンは商品名がナルサス®とナルラピド®なので判別しやすい．
- 「急な痛みが出た時に，速く効くのがナル"ラピド（rapid）"のほうです」と英語を絡めてもベースとレスキュー製剤について説明できる．さらに余談ではあるがナルサス®の"サス"は"sustain（持続する）"の英単語に由来するらしく，英語のたしなみがある方であればこちらも覚えやすいと思われる．

処方例

〈内服できる場合〉

ヒドロモルフォン

ベース：ナルサス®錠(2, 6, 12, 24mg)
1回2mg, 1日1回から開始, 24時間毎.

レスキュー ナルラピド®錠(1, 2, 4mg)

※レスキューは1日量の約1/6 (1/8〜1/4)量に設定して内服(1時間あけて追加投与可).

Point **経口モルヒネの徐放性製剤は20mg/日が最小用量, 経口オキシコドンは経口モルヒネ換算15mg/日が最小用量となるが, ヒドロモルフォンでは経口モルヒネ換算10mg/日(ナルサス®2mg錠/日)が最小用量であり, より少量から開始できるため副作用の出現が少ない(「Start low, Go slow」の原則).** 遺伝子多型の問題があり(p.63参照), 弱オピオイドの換算表は参考にすぎないが, ナルサス®2mg≒トラマール®50mgとされていることからも安全性が高いことがわかる.

Point ナルサス®のレスキューに関して, ナルラピド®の最小規格1mg錠では最小ベース量2mg/日の50%となり多いように思えるが, ナルサス®錠を2→4→6→8mgと増量するまでレスキューはナルラピド®1mgで問題はない. 筆者はナルサス®錠12mgがベース量になったら, レスキューもナルラピド®2mgに増量することが多い(巻末資料⑫「オピオイド製剤換算表」p.302参照).

緩和戦略 おもなオピオイドの経口・貼付薬の力価換算は「モルヒネ：オキシコドン：ヒドロモルフォン：フェンタニル貼付薬(1日用)＝15：10：3：0.5」, つまり「60：40：12：2」とされている. これらの換算比は，頭に入れておこう．

〈内服できない場合〉

- 2022年1月現在，ヒドロモルフォン注は
  「0.2％ナルベイン注(2mg/1mL」
  「1％高用量ナルベイン注(20mg/2mL)」

の2種類がある(「高用量」は便宜のため筆者追記)．

ヒドロモルフォン注

腎障害がないオピオイドナイーブ(これまでオピオイドを使用していない)の患者のベースは，

- **病棟では，0.2％ナルベイン注1mL＋生食7mL**
- **在宅では，0.2％ナルベイン注6mL＋生食42mL**

など「0.025％ナルベイン(0.25mg/mL)」の組成で，持続皮下(or静脈)注射を開始すると良い．

※この組成では，0.6mg/日(0.1mL/時，モルヒネ注換算で7.5mg)で開始できるため嘔気などの副作用が出現しづらく，0.4mL/時程度まで数回ベースアップしても組成を変更する必要がない．

レスキュー 1時間量を早送り．30分あけて追加投与可．

- 1％モルヒネ注やオキシコドン注と計算が異なる点にナルベイン®注の扱いづらさがあるが，それを解決したのが巻末資料⑥「ヒドロモルフォン持続注射の組成シート」である(p.282参照)．②「オピオイド持続注射を使用する時の指示記載」も参照してほしい(p.262参照)．

Ⅲ-5-D フェンタニル

- フェンタニルは貼付薬と注射薬以外に，口腔粘膜吸収製剤である即効性オピオイド(rapid-onset opioid：ROO)製剤が発売されている．モルヒネ・オキシコドン・ヒドロモルフォンなどと比較し便秘の副作用が少ないとされ，他のオピオイドで便秘が強く出てしまうケースでフェンタニルにスイッチすると副作用が軽減される例がある(Ⅱ-4「オピオイドスイッチング」p.39参照)．
- 肝代謝のため，高度腎障害時(透析患者を含む)でも基本的に減量調節する必要がない．
- 呼吸困難には有効性を示すエビデンスがやや弱く，すでに効果を認めている場合以外は他のオピオイドに変更する必要がある．
- フェンタニルは呼吸抑制などの重篤な副作用が他のオピオイドよりも急速に出現する可能性があるとされる．**本剤使用前にオピオイドを投与していない場合は，最小用量**のフェントス®テープ0.5mg/日などから開始すること．
- グルクロン酸抱合で代謝されるモルヒネ，ヒドロモルフォン，タペンタドールと異なり，オキシコドンはCYP3A4やCYP2D4，フェンタニルはCYP3A4を介して代謝されるため薬物相互作用のある薬剤が多い．CYP3A4を基質にしているオピオイドはCa拮抗薬，グレープフルーツ，ニューキノロン系抗菌薬などで血中濃度が上昇し，抗けいれん薬やステロイドで低下する．CYP2D4を基質にしているオピオイドはSSRI，セレコキシブ，ハロペリドールなどで血中濃度が上昇する．

処方例

フェンタニル貼付薬(1日用，3日用)
ベース：フェントス®テープ(1日用製剤)
0.5mgから開始．1日1枚を24時間毎に貼付．
レスキュー オキノーム®散，オプソ®内服液，ナルラピド®錠などで設定する．経口モルヒネ換算の約1/6(1/8～1/4)量を目安とし，1時間あけて追加投与可．

- 1日用のフェントス®テープは最低用量が0.5mg(経口モルヒネ換算15mg/日)と少なめであり，使用しやすい．
- 疼痛時は，持続痛がコントロールされていることを前提にROO製剤(Column**「フェンタニル口腔粘膜吸収製剤」**p.116参照)を選択することもできるが，経口モルヒネ換算で，イーフェン®バッカル錠は30mg/日以上，アブストラル®舌下錠は60mg/日以上のオピオイドを使用している患者が対象である．

Point 貼付薬は(1日 or 3日製剤にかかわらず)概ね3日で血中濃度が安定する(1日目で53%，2日目で75%，3日目で90%，4日目で96%，5日目で100%)．過量投与を防ぐため，**増量は2日以上間隔をあける**．

Point 高体温時には吸収速度が早まり，長時間あるいは40℃以上の熱い温度での入浴は吸収される量が多くなるため避ける．入浴すると剥がれやすくなることもあり，1日製剤であれば入浴前に剥がして，入浴後に未使用の製剤を貼付するのが安全である．

緩和戦略 **水溶性のモルヒネ・オキシコドン・ヒドロモルフォンと異なり，フェンタニルは脂溶性が高いため過量投与時に輸液を行っても血中濃度が低下せず，傾眠などの副作用症状は改善しない．そのため呼吸抑制など緊急に快復させるべき中毒症状が出現した時は，オピオイド拮抗薬のナロキソンを使用する．**フェンタニル貼付薬の半減期は20～40時間と長いが，ナロキソンの作用持続時間は約30分と短く，一旦改善しても呼吸抑制などの副作用再燃には注意が必要である．その場合にはナロキソンを追加投与する(p.106参照)．

Point フェンタニルはモルヒネやオキシコドンよりも呼吸抑制などの致命的な副作用が急性に出現しやすく，また呼吸困難に対するエビデンスが相対的に弱いことなどから，筆者は非がん疾患の痛みや，高度腎障害(透析中を含む)患者の疼痛以外でフェンタニル持続注射を選択することは多くない．

Column フェンタニル口腔粘膜吸収製剤

- モルヒネ・オキシコドン・ヒドロモルフォンの速放性製剤は効果発現に30～60分を必要とされるが，**フェンタニル口腔粘膜吸収製剤は15～30分で効果が発現するため「即効性オピオイド(rapid onset opioid：ROO)」製剤と呼ばれ**オキノーム®散などの短時間作用型オピオイド(short-acting opioid：SAO)とは区別される．効果持続時間はSAOが約4時間であるのに対し，ROOは約1～2時間と短い．ROO製剤にはアブストラル®舌下錠とイーフェン®バッカル錠の2種類がある．
- **持続痛がコントロールされていることが，ROO製剤使用時の条件である．**持続痛に対して使用していると1日4回までの使用回数を守れなくなり，血中濃度が高くなって危険である．

表　フェンタニル口腔粘膜吸収剤の特徴

	アブストラル®（舌下錠）	イーフェン®（バッカル錠）
ベースの最低使用量	経口モルヒネ換算60mg/日以上	経口モルヒネ換算30mg/日以上*
開始用量	100μg	50または100μg
タイトレーション中1回用量	100→200→300→400→600→800	(50→) 100→200→400→600→800
発売規格	100，200，400μgのみ発売中	上記のすべての規格が発売中
最高用量	800μg	800μg
投与間隔	2時間	4時間

＊50μg：ベースが経口モルヒネ30～60mg/日の時．
100μg：ベースが経口モルヒネ60mg/日以上の時．

- バッカル錠は「バッカル部位(上奥歯の歯茎と頬の間)」で錠剤を保持することになっているが，難しければ下の歯と歯茎の間に投与しても大きな問題はない．ただし高齢者では使用方法を理解してもらうことは難しい．
- 開始時，イーフェン®バッカル錠は50または100 μgから，アブストラル®舌下錠は100 μgから開始してタイトレーションする(この投与量規定を守ることで，血中濃度が急速に上がりやすいROO製剤でも，安全に投与できることになる)．

Point アブストラル®舌下錠は口腔粘膜が乾燥していると溶けずに効果が出にくくなるため，使用前に水で口腔内を湿らせておく．基本的に錠剤が崩壊するまでは飲み込まないように注意してもらうこと．

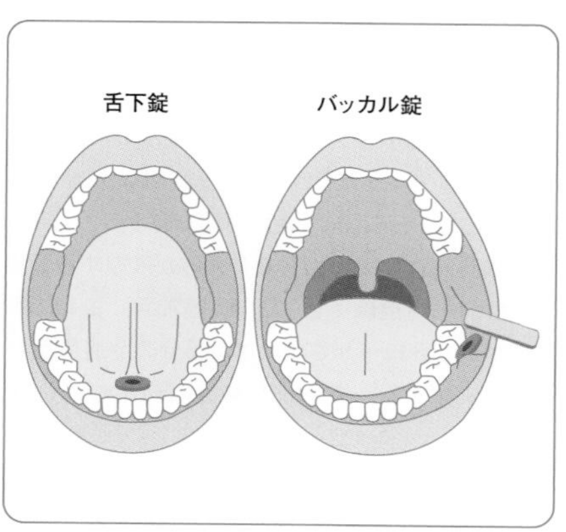

図　口腔内与薬の方法

Point 進行がんでは持続痛が増悪していく経過が一般的であり，疼痛コントロールができない場合は無理せずにベースを持続注射に変更したほうが症状コントロールがつくケースは多い．

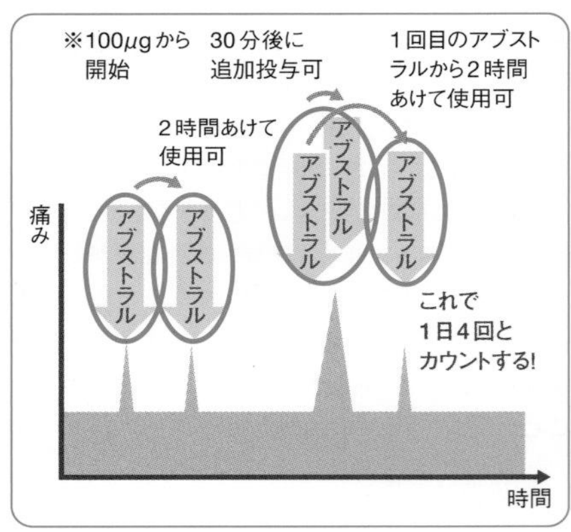

図　アブストラル®舌下錠の使い方

- 投与間隔はイーフェン®バッカル錠は4時間以上，アブストラル®舌下錠は2時間以上あける．両剤とも1日4回まで使用可能である．
- 用量調節期では，30分後に痛みが残存する場合には同一用量以下を1回のみ追加可．これで疼痛がコントロールされれば1回分の至適用量として決定する．最大投与量は両剤とも800μgである．
- フェンタニル口腔粘膜吸収製剤は，投与指示を文章で記載するとどうしても伝わりづらいが，筆者の指示記載例を次に示す．

表　アブストラル®舌下錠の投与指示記載例

【アブストラル投与指示】
アブストラルは1日4回(最大8錠)まで使用可であり，1日5回以上は投与不可.

1回目

アブストラル100μg1錠を舌下投与.
→30分経過しても効果が乏しい時，アブストラル100μg1錠を1回追加投与可(投与30分後の追加投与は1回のみ).

2回目

1回目のアブストラル100μg1錠使用後，2時間以上あけて，2回目のアブストラル100μg1錠を舌下投与可.
→30分経過しても効果が乏しい時，アブストラル100μg1錠を1回追加投与可(投与30分後の追加投与は1回のみ).

3回目，4回目

2回目と同様(1日最大4回まで使用可．5回以上は不可)

Ⅲ-5-E タペンタドール

- 日本では2014年に経口徐放性製剤のみが発売されたが，速放性製剤は発売されていないため，レスキューはモルヒネ・オキシコドン・ヒドロモルフォンの速放性製剤を使用することになる．内服困難となった時はモルヒネ・オキシコドン・ヒドロモルフォン注射製剤へのオピオイドスイッチングが必要となる．
- **フェンタニルと同様，腎障害時でも安全性が高い．**
- CYPを介して代謝されるオキシコドン・フェンタニル・メサドンと異なり，グルクロン酸抱合で代謝されるため薬剤相互作用が少ない．
- **ノルアドレナリン再取り込み阻害作用を有し神経障害性疼痛にも有効性があるとされるため，骨転移に伴う脊髄浸潤などで有益な可能性がある．**

処方例

タペンタドール

ベース：タペンタ®錠(25，50，100mg)
　1回25mg，1日2回から開始，12時間毎．

レスキュー ナルラピド®錠，またはオキシコドン®錠

※レスキューは1日量の約1/6 (1/8～1/4)量に設定して内服(1時間あけて追加投与可)．

- タペンタ®25mg≒オキシコンチン®5mg換算．
- 錠剤がやや大きいことはデメリットである．

Point 呼吸困難に対する有効性を調べた研究は乏しく，一般的に使用されない．

Ⅲ-5-F メサドン

- **処方には医師と薬剤師のe-leaning受講が必須.**
- **経口モルヒネ換算60 mg以上でも鎮痛作用が芳しくない場合に使用できる，いうなれば「とっておきの強オピオイド」である**(表Ⅲ-11).
- 速放性製剤は発売されていないため，レスキューはオキシコドン®錠，ナルラピド®錠などで設定することになる.
- **NMDA受容体拮抗作用も合わせ持ち，難治性の神経障害性疼痛を合併していて，経口内服可能な場合には有力な選択肢となる**(筆者は，メサドンは「オピオイド＋強力な鎮痛補助薬」というイメージを持っている).

緩和戦略 「非オピオイド＋強オピオイド＋鎮痛補助薬」でも効きづらい**難治性疼痛に対して，メサドンは神経ブロックより先に試すことも多い．内服可能な患者では常に選択肢に入れておこう.**

- 高度腎障害の時はeGFR15以下で50～75%に減量する(そもそも換算表の幅が広いので厳密な換算はできないが).

表Ⅲ-11 経口モルヒネとメサドンの換算表

メサドン (mg/日)	15 mg/日 (5 mg/回×3回)	30 mg/日 (10 mg/回×3回)	45 mg/日 (15 mg/回×3回)
	↑	↑	↑
経口モルヒネ (mg/日)	60≦～≦160	160<～≦390	390<

本剤1日投与量の目安．患者状況に応じて適宜調節.

処方例

メサドン
メサペイン® 錠(5mg) 1日3回，8時間毎．
※換算や処方が特殊であり，詳細は製薬メーカーが作成している説明書を必ず参照すること．

Point 半減期が20～35時間と長いため，投与開始後や増量後，原則7日間は再増量してはならない．血中濃度が定常状態になるには約1週間かかるとされ，開始から数日経過してから効果・副作用ともに顕在化してくる可能性があるため，慎重な観察を要する．

緩和戦略 経口薬しか発売されておらず，内服困難になった場合は他のオピオイド持続注射に変更するほかないため，「オピオイド注＋ケタミン注」などで置換することになる．

Point 「使用中のオピオイドをすべて中止してメサドンに変更する方法＜Stop & Go方式＞」よりも，「3日間かけて1/3ずつ使用中のオピオイドをメサドンに変更する方法＜3-days switch方式＞」のほうが，変更後の脱落率が少なかったという報告がある．

緩和戦略 「Stop & Go」や「3-days switch」のようにオピオイドをすべてメサドンに置き換えるのではなく，**使用中のオピオイドにメサドン(5mgを1日2～3回など)を追加する「Add on」が行われるようになっており，オピオイドを完全に置換するリスクを回避することができる．** この場合，レスキューは「元々のオピオイド＋メサドン」を合わせた換算量の概ね1/6程度に設定する．効果があれば，メサドンは一週間以上の間隔をあけて漸増していく．

副作用

- 他のオピオイドと同様，便秘・眠気・嘔気の副作用や呼吸抑制などの中毒症状はありえるが，QT延長や心室頻拍（症状は頻脈・動悸など）の重篤な不整脈が出現する可能性が指摘されており，添付文書には「QT延長があらわれることがあるので，本剤投与開始前および本剤投与中は定期的に心電図検査及び電解質検査を行い，患者の状態を十分に観察すること」と記載されている．開始前，開始1週間後，増量1週間後などには心電図や採血を確認したい．

緩和戦略 ただし1900年代半ばから長期間使用されている欧米ではあまりQT延長は気にされておらず，開始後に心電図を確認している頻度も少ないという．それはそれで良いことではないのかもしれないが，メサペイン®はベネフィットが非常に大きいオピオイドでもあり，（過去のQT延長や不整脈の既往がなければ）リスクを過剰に恐れるべき薬ではない．持続心電図モニターは不要であり，外来や在宅患者でも開始できる．

Column 放射線治療(Radiation)

- 一般に「薬物療法だけですべての症状を緩和することは困難」であり，放射線治療・神経ブロックなどの非薬物療法を組み合わせる必要がある．

【放射線治療】

- Radiation (RT)などとも呼ばれる．痛みの原因となる責任病巣が画像上同定できることと，体位保持し安静が保てること(計画CT撮影時や初回治療時は30～60分程度，日々の治療では10～15分程度)が必要である．
- 放射線照射を検討できる症状は幅広く(表)，局所制御も視野に入れた治療が可能である．適応・治療目標などについて，可能な限り早期に専門家にコンサルテーションしたい．
- 骨転移に対しては痛みの緩和だけでなく病的骨折の予防効果もあるとされ，特に積極的に検討する．
- 有害事象は基本的に照射範囲内にのみ認め，様々な症状が起こり得る．口腔や消化管の粘膜炎，放射線肺臓炎，放射線性宿酔(治療開始後の数日間，一時的に倦怠感・めまい・嘔気などが出現する)などが有名である．

緩和戦略 米国放射線腫瘍学会のガイドラインでは，**8Gy/1回などの単回照射は有痛性骨転移への疼痛緩和効果に関して分割照射と同等であり(ただし再照射割合は高い)，特に予後が限られているようなケースでは単回照射を行うのが賢明**であろうとしている．単回照射には患者の利便性，経済性に優れるという利点があるが，本邦では分割照射が多用されており実施率は低い．**依頼する側から「単回照射が良いでしょうか？」と放射線科に相談してみよう．**

表　放射線照射を検討できる症状

症状		病変の例
痛み	体性痛	骨転移
	内臓痛	管腔臓器への浸潤 皮膚・軟部転移，肝転移による被膜の伸展
	神経障害性疼痛	腫瘍・転移巣による神経叢浸潤 脊髄圧迫
出血	血痰	肺癌，気道浸潤
	吐下血	食道癌，胃癌，大腸癌，転移による浸潤
	血尿	膀胱癌，腹腔内転移による浸潤
	性器出血	子宮癌，腟癌
潰瘍・瘻孔	皮膚潰瘍	皮膚腫瘍，皮膚転移，皮膚浸潤
狭窄・閉塞	上大静脈症候群	肺腫瘍，転移による上大静脈の圧迫・閉塞
	呼吸困難	肺腫瘍．転移による気管支の圧迫・閉塞
	嚥下障害，通過障害	食道癌．直腸・肛門部癌
	尿路閉塞	腹腔内転移・播種による閉塞
その他	頭蓋内圧亢進症状	脳転移
	麻痺	骨転移，脊髄転移
	視力障害	眼球・脈絡膜転移
	悪臭	皮膚腫瘍，子宮頸癌の腟分泌物

Ⅲ-6 鎮痛補助薬

- **鎮痛補助薬とは，「主な薬理作用は鎮痛ではないが，鎮痛薬と併用することにより特定の状況において鎮痛効果を発揮する」薬剤**のことである．神経障害性疼痛に対していつでもタイミングを選ばずに開始できる．**オピオイドや非オピオイド（アセトアミノフェンや各種NSAIDs）を使用している場合は併用することが原則である．**
- **鎮痛補助薬の選択に関するルールは明確になっていないが，プレガバリン（リリカ®）は海外の複数のガイドラインで第一選択薬として位置づけられており，同じ作用機序ながら副作用が少ない可能性があるとされるミロガバリン（タリージェ®）とともに，使いやすい薬剤である．**
- 持続注射が可能な鎮痛補助薬にはリドカイン（キシロカイン®），ケタミン（ケタラール®，医療用麻薬扱い）があり，有効性のエビデンスは強くはないものの内服できない場合には重宝する（**表Ⅲ-12**）．

Ⅲ-6-A 抗けいれん薬

- 神経障害性疼痛に使用する抗けいれん薬として，**プレガバリン（リリカ®）またはミロガバリン（タリージェ®）と，クロナゼパム（リボトリール®，ランドセン®）には精通しておきたい．**
- ガバペンチン（ガバペン®）は内服回数が1日3回と多く，ガバペンチノイドであるプレガバリンやミロガバリンに精通すれば，処方機会は限られると考えられる．

処方例

ミロガバリン(2.5・5・10・15mg)
開始量：タリージェ®錠　1日2回　1回5mg

- 1回5mgずつ，1週間以上間隔をあけて増量.

維持量：タリージェ®錠　1日2回　1回15mg

- リリカ®と同機序ながら，眠気などの副作用が少ないとされるタリージェ®が2019年に発売された．プレガバリンと鎮痛効果は同等とされるが，**「1回5mgずつ，1週間以上間隔をあけて増量」と増量幅について明確に記載されている**点はプレガバリンより使いやすいと感じる.

処方例

プレガバリン(25，75mg)
開始量：リリカ®カプセル，または
　OD錠(25～50mg) 1日1回　寝る前.
維持量：リリカ®カプセル，または
　OD錠(75～300mg) 1日2回　朝・寝る前.

副作用

- 添付文書には“初期用量として1日150mgを1日2回に分けて投与し，その後1週間以上かけて1日用量として300mgまで漸増する”とあるが，腎機能が低下している例や高齢者では代謝が遅いため蓄積しやすく，ふらつきや眠気，浮腫などの副作用が出現しやすいため，添付文書記載の開始用量「75mg 1日2回」はリスクが大きい．筆者は「1回25mgを1日2回」程度から開始し，副作用が問題

表Ⅲ-12　鎮痛補助薬一覧と投与方法の目安

薬剤分類		成分名	剤形	Naチャネル阻害	Caチャネル阻害	NMDA受容体阻害	GABA抑制系の活性化
抗うつ薬	TCA	アミトリプチリン ノルトリプチリン	経口	◎		○	
	SNRI	デュロキセチン	経口	◎			
ガバペンチノイド（Ca^{2+}チャネル$\alpha_2\delta$リガンド）		ミロガバリン	経口		◎		
		プレガバリン	経口		◎		
抗けいれん薬		バルプロ酸	経口	○			◎(GABA分解酵素阻害)
		カルバマゼピン					
		クロナゼパム	経口	○			◎($GABA_A$作動薬)
局所麻酔薬・抗不整脈薬		メキシレチン	経口	◎			
		リドカイン	注射	◎			
NMDA受容体拮抗薬		ケタミン	注射			◎	
中枢性筋弛緩薬		バクロフェン	経口		○		◎($GABA_B$作動薬)

TCA：三環系抗うつ薬，SNRI：セロトニン・アドレナリン再取り込み阻害薬

下行性疼痛抑制系の活性化	用法用量		主な副作用
	開始量	維持量	
◎	10mg/日 PO（就寝前）	10〜75mg/日 PO 1〜3日毎に副作用がなければ20→30→50mgと増量	眠気，口渇，便秘，排尿障害，霧視など
	20mg/日 PO（朝食後）	40〜60mg/日 PO 7日毎に増量	悪心（開始初期に多い），食欲不振，頭痛，不眠，不安，興奮など
	10mg/日 PO（分2）	30mg/日 PO 5mgずつ1週間以上の間隔をあけて漸増（腎機能により投与量調節）	眠気，めまい，浮腫など
	50〜150mg/日 PO（就寝前または分2）	300〜600mg/日 PO 3〜7日毎に増量（腎機能により投与量調節）	眠気，めまい，浮腫など
	200mg/日 PO（就寝前）	400〜1,200mg/日 PO	眠気，悪心，肝障害，高アンモニア血症など
	200mg/日 PO（就寝前）	1〜3日毎に300mg就寝前→400mg夕・就寝前→600mg夕・就寝前と増量	ふらつき，眠気，めまい，骨髄抑制など
	0.5mg/日 PO（就寝前）	1〜2mg/日 PO 1〜3日毎に，1→1.5mgと就寝前に増量	ふらつき，眠気，めまい，運動失調など
	150mg/日 PO（分3）	300mg/日 PO（分3）	悪心，食欲不振，腹痛，胃腸障害など
	5mg/kg/日 CIV，CSC	5〜20mg/kg/日 CIV，CSC 1〜3日毎に10→15→20mg/kg/日まで増量	不整脈，耳鳴，興奮，けいれん，無感覚など
	0.5〜1mg/kg/日 CIV，CSC	100〜300mg/kg/日 CIV，CSC 1日毎に0.5〜1mg/kgずつ精神症状を観察しながら0.5〜1mg/kgずつ増量	眠気，ふらつき，めまい，悪夢，悪心，せん妄，けいれん（脳圧亢進）など
	10〜15mg/日 PO（分2〜3）	15〜30mg/日 PO（分2〜3）	眠気，頭痛，倦怠感，意識障害など

PO：経口，CIV：持続静注，CSI：持続皮下注，DIV：点滴静注，SC：皮下注

なければ「1回50～75mgを1日2回」などに増量するなど，3日～1週間毎に効果と副作用を勘案しながら投与量を調節している．

- **めまいや眠気の副作用は20％以上に生じるとされ，頻度が高い．**これらの副作用はふらつきから転倒や骨折の危険性も高めるため副作用観察には慎重を期したい．四肢や顔面に出現する浮腫の副作用も有名である．腎障害がある場合は排泄が遅延し効果・副作用が強く出るため，より少量から使用すること．

処方例

クロナゼパム
（0.5，1，2mg錠　または0.1％，0.5％細粒）
開始量：リボトリール®，またはランドセン®
0.25～0.5mgを1日1回，寝る前．
維持量：0.5～1mgを1日1～2回．

- 催眠作用，抗不安作用，抗けいれん作用，鎮痛作用のmultipleな効果が期待でき，神経障害性疼痛を伴う不安・不眠，脳転移，ミオクローヌス，むずむず脚症候群（restless legs syndrome，p.227参照）などがある患者に良い適応である．

副作用

- 眠気の副作用が出現することが多いが，作用時間が長く1日1回投与で効果が見込めるため，夕食後や眠前に投与すれば日中まで眠気を持ち越すことは少ない．

III-6-B 抗うつ薬

- 鎮痛補助薬として使用される抗うつ薬は，デュロキセチン(サインバルタ®)と三環系抗うつ薬である．

処方例

①SNRI

デュロキセチン(20，30mg)
サインバルタ® カプセル(20mg)1日1回朝で開始．
※効果と副作用をみながら，1週間以上の間隔をあけて40～60mgまで増量可．

- 抗うつ薬のデュロキセチンはSNRI (serotonin & norepinephrine reuptake inhibitors：セロトニン・ノルアドレナリン再取り込み阻害薬)であり，意欲を増加させる効果も期待できる．
- 朝に1日1回投与が原則．
- SSRI (selective serotonin reuptake inhibitors：選択的セロトニン再取り込み阻害薬)を鎮痛補助薬として用いないのは，SNRIのほうが鎮痛作用が強いと考えられていることが主な理由である．

Point 抗うつ効果を実感するには2～4週間ほどかかるとされているが，**神経障害性疼痛に対しては数日～1週間程度で効果がみられることが多い．**

副作用

- 開始時に悪心や食欲不振の副作用がみられることがあり，中止しないよう説明しておく必要がある．

Point デュロキセチンは鎮痛補助薬の中では比較的眠気が少なく，タリージェ®などに追加して使用することも選択肢となる．

②三環系抗うつ薬

〈内服できる場合〉

アミトリプチリン
トリプタノール®錠(10，25mg)
成人1日10mgを初期用量とし，適宜増減するが1日150mgを超えないこと．眠前1回．

〈内服できない場合〉

クロミプラミン(25mg/A)
アナフラニール®注(12.5〜25mg)1日1回投与．生食または5%ブドウ糖液250〜500mLに1Aを加え，2〜3時間かけて1日1回点滴静注する．その後漸増し，1回最大投与量は75mgまで．一般に1週間以内に効果の発現がみられる．

- **皮下投与はできない**ので，静脈ルートが必要．

副作用

- 三環系抗うつ薬の副作用は抗コリン作用(口渇，便秘，排尿障害など)，眠気，心伝導系障害が有名．緑内障，排尿困難，心疾患などがある場合は原則禁忌である．
- アミトリプチリン以外の三環系抗うつ薬としてノルトリプチリン(ノリトレン®)やアモキサピン(アモキサン®)が発売されていたが，発がん性などが指摘されたことから発売中止の危機にある．

Ⅲ-6-C NMDA受容体拮抗薬

- 鎮痛補助薬として使用されるNMDA（N-メチル-D-アスパラギン酸）受容体拮抗薬は，イフェンプロジル（セロクラール®錠）とケタミン（ケタラール®注）の2つを押さえておくと良い．
- **ケタミンは内服できない時や静脈ルートが確保できない時も持続皮下投与できる**ため重宝する（ただしケタミンは医療用麻薬扱いであることに注意）．

処方例

イフェンプロジル（10，20mg錠，または4％細粒）
セロクラール® 錠1回20mgを1日3回，毎食後．

- 神経障害性疼痛に対しては60～120mg/日で使用する．30mg/日で使用しても効果は薄く，副作用も少ないため，特に注意すべき事情がなければ60mg/日で開始したい．
- NMDA受容体拮抗薬は中枢感作やオピオイド耐性を和らげるとされ，数週間使用することで痛みが軽減する可能性もあるため，効果判定が早計になりすぎないよう注意を要する．

副作用

- **イフェンプロジル（セロクラール®）は眠気の副作用が少ない鎮痛補助薬であり，眠気を避けたい場合には貴重な選択肢となる．**

処方例

ケタミン（50mg/5mL，200mg/20mL）
ケタラール® 注（50mg/5mL）

原液0.1 mL/時(24 mg/日)で開始.
持続静注または持続皮下注で投与.
一般に1.0 mL/時(240 mg/日)程度まで.

- 半減期は短く，精神症状に注意しながら漸増する.
- **ケタミンは鎮痛補助薬として扱われるが医療用麻薬にも指定**されており，処方時には麻薬処方箋の発行が必要である.
- ケタミンの効果発現は早く，12時間毎に効果判定できる．約20〜30 mg/日で開始して，1日1回，24 mg/日(原液なら0.1 mL/時)程度ずつ増量する.
- ケタミンは200 mg/日までの投与量とすることが多いがこれ以上で奏効することもあり，流量が増える場合は200 mg/20 mL製剤も販売されているため製剤規格を変更して投与することもできる.
- オピオイドと混注して，持続注射している施設もある.

副作用

- **眠気や嘔気などオピオイド同様の副作用が認められるだけでなく，幻覚・悪夢などの精神症状が出現することもある.**
- **また皮膚刺激が強く，持続皮下注射では穿刺部の発赤や硬結をきたすこともある.** 対策としては持続静脈注射で用いるか，全体薬液量の約5%のベタメタゾンなどのステロイドをシリンジポンプ内に混注する方法がある(10 mLのシリンジポンプであれば，ケタラール®10 mLに対してリンデロン® 2 mg/0.5 mL)．これはオピオイドでも同様.

Ⅲ-6-D 抗不整脈薬

- **内服困難な場合，リドカイン(キシロカイン®)はケタラール®と同様，持続皮下注or持続静注が可能.**
- リドカインはNaチャネル遮断によって鎮痛作用が得られるが，Caチャネル阻害作用を持つプレガバリン(リリカ®)などが様々な理由で経口内服困難になった時，代替薬としても使用できる可能性がある.
- 反面，内服薬のメキシレチン(メキシチール®)を使用する機会は限られると思われる．リドカインの注射から内服に変更する機会は，悪性腫瘍など進行性の病態では多くはない．筆者がメキシレチンを処方するのは，鎮痛補助薬には珍しく眠気の副作用が少ないため，どうしても眠気を避けたいケースで使用することがある程度である.

処方例

リドカイン(0.5%，1%，2%)
〈開始例〉キシロカイン®注2%5mL(リドカインとして100mg)を，1.0mL/時(480mg/日)で持続皮下注または持続静注で投与.

- 24時間以上間隔をあけて0.5mL/時ずつ増量．維持量は5～20mg/kgであり，一般に2.0mL/時(960mg/日)程度まで増量できる．中毒域に達していないかどうかについて血液検査でリドカインの血中濃度を確認することも可能である.
- 効果発現は早く，12時間毎に効果判定できる.

Point オピオイドの持続皮下注に混注して使用することも可能だが，調節はしづらい.

緩和戦略 「キシロカイン100mgを生食100mLに混注し，30分程度かけて投与」した後，痛みが緩和するかを試す**「リドカインテスト」を行って神経障害性疼痛に対する効果の有無を判断してから持続注射を開始することもできる**(アレルギーの「チャレンジテスト」とは概念が異なる).

Point リドカインは腹部のつっぱり感や膨満感，持続性の吃逆(きつぎゃく)などに効果があることがあり，「リドカイン100mg＋生食50mLを1日3回，皮下点滴もしくは静脈点滴で30分程度で投与」など，持続注射ではなく単回使用でも投与できる.

副作用

- 血圧低下，徐脈，頭痛，めまいなどの副作用が出現することがある.

処方例

メキシレチン(50，100mg)
メキシチール®カプセル　1回50～100mg
1日3回，毎食後.

- 150mg/日で開始し，効果と副作用をみながら，450mg/日まで増量可.

副作用

- 食欲不振，嘔気，胃部不快感などの消化器症状の副作用があり，進行がん患者では使用しづらい.

Point リドカインとメキシレチンに明確な換算比はない．リドカイン持続注射をメキシレチンの経口投与に変更したい場合は，リドカイン240mg/日→メキシレチン150mg/日，リドカイン480～960mg/日→メキシレチン300mg/日を変換の目安とし，痛みが出るようなら増量していく.

Ⅲ-7 ステロイド

- ステロイドの有効性を調べた研究は全般的に不足しているが，鎮痛以外の効果も期待できるmultipurpose drug（多目的薬剤）である．次章の各病態への対応も参考にしながら，常にステロイドが有効でないかを検討するクセをつけよう（表Ⅲ-13）．
- 緩和領域のステロイドは，浮腫や体液貯留の原因となるミネラルコルチコイド作用が乏しく作用時間が長い1日1回投与のデキサメタゾン（デカドロン®，デキサート®）やベタメタゾン（リンデロン®）が推奨されている．

表Ⅲ-13　ステロイドが有効な可能性のある病態

呼吸器症状	がん性リンパ管症，上大静脈症候群 気道狭窄，悪性胸水貯留，放射線肺臓炎
消化器症状	悪性消化管閉塞 悪性腹水貯留，がん性腹膜炎
悪液質	倦怠感，食欲不振
抗浮腫療法	転移性脳腫瘍，脊髄圧迫，腸管浮腫
痛　み	骨転移痛などのがん性疼痛
その他	高カルシウム血症，腫瘍熱

Point ステロイドは腫瘍周囲の炎症や浮腫を抑え，腫瘍の組織圧迫を軽減することによって局所症状を改善する．また，がん患者の終末期などに原因不明の倦怠感や食欲不振を生じる悪液質に対しては，サイトカインの産生抑制による機序が考えられている（Ⅳ-3-E「悪液質と食欲不振」p.185参照）．

処方例

〈内服できる場合〉

ベタメタゾン
リンデロン®（0.5mg錠/0.01％シロップなど）
または
デキサメタゾン
デカドロン®（0.5，4mg錠/0.01％エリキシル）
維持量の例：リンデロン®またはデカドロン®
0.5～4mg/日，朝に内服（夜間不眠を避けるため）．

- 0.5mg錠はベタメタゾン・デキサメタゾンともに発売されているが，4mg錠はデキサメタゾンしか発売されていないため，経口ではデキサメタゾンのほうが処方しやすい（ベタメタゾンでは内服錠数が多くなり患者の負担となる）．

ステロイドの投与法には「漸減法」と「漸増法」があり，**脊髄圧迫や呼吸困難など急速に進行する強い症状では，初期投与量の多い漸減法を用いる．**
食欲不振などのやや緩徐な症状には漸増法を用いることが多いが，余命が短いと予測される場合は漸減法を用いることもある．

漸減法：4～8mg/日を3～5日間投与し，効果がある場合には，効果の維持できる量に漸減（0.5～4mg/日）．効果がない場合は中止．

漸増法：0.5mg/日から開始し，2～3日おきに0.5～1mgずつ，2～4mg/日程度まで増量．

〈内服できない場合〉

ベタメタゾン注
(2mg/0.5mL, 4mg/1mL)
リンデロン®注(投与量は病態次第)を生食50mLに溶解し, 静脈点滴or皮下点滴で1日1回, 午前中に投与.

- ワンショット静注をしている施設もあるが, 血管痛や静脈炎を起こすことがあり, 注入速度は緩徐にしたい.
- 同じ一般名のステロイドにおいて, 内服薬と注射製剤は消化管吸収に問題がなければ, 基本的に同量で等価換算となる.

緩和戦略 ステロイドは神経障害性疼痛に有効な場合もあり, 「ステロイドテスト」として, 半減期の短いソル・コーテフ®100mgなどを投与して投与約1時間後に有効であることを評価してから, ベタメタゾンなどの定期投与を開始することもできる.

副作用

- 効果がない場合, またはせん妄などの強い副作用が出た場合は中止や減量を考慮する(副腎抑制のリスクがあるため3週間以上使用している場合は原則, 漸減しながら中止すること, **表Ⅲ-14**).
- 終末期患者では消化管出血を起こすと致命的になることも少なくなく, 投与期間が長期になる時はステロイド性潰瘍予防のため, ランソプラゾールなどの胃薬を併用する.

表Ⅲ-14　ステロイドの副作用と発現時期

開始日	不眠，うつ，精神高揚，食欲亢進
数日後	血圧上昇，血清Na↑・K↓，浮腫
2〜3週後	**副腎抑制**，血糖上昇，コレステロール上昇，創傷治癒の遷延，ステロイド潰瘍
1ヵ月後	**易感染性**，多毛，座瘡，無月経，中心性肥満（満月様顔貌）
1ヵ月以上	紫斑，皮膚線条，皮膚萎縮，ステロイド筋症
長期	無菌性骨壊死，骨粗鬆症，圧迫骨折，白内障，緑内障

Point “ステロイド”は“モルヒネ”と似てその名称を患者・家族から怖がられやすい薬であるが，「皆さんの体内（副腎）からも出ている，元気の素となるような重要なホルモンですよ」ということを投与時に付け加えると，抵抗感が減る．

Point **デキサメタゾンの内服換算量は注射量の約30％増であり，ベタメタゾン注とデキサメタゾン注は同量でも見かけ上の投与量が異なることに注意しよう．例：ベタメタゾン錠・注4mg≒デキサメタゾン錠4mg≒デキサメタゾン注3.3mgとなる．**

Column 神経ブロックとIVR

【神経ブロック(表)】

- 薬物療法で鎮痛が困難なケースや，副作用が強く出てしまう時などに積極的に検討する．
- 出血傾向や感染症がある場合や，対位保持が困難な場合，全身状態が悪化している場合などではブロックを行うことができないことが多く，なるべく早期に検討し専門家に相談することが肝要である．

〈がん性疼痛に対する主な神経ブロック〉

- 進行膵がんの上腹部/背部痛：内臓神経(腹腔神経叢)ブロックで長期に劇的な効果が期待できる場合があり，合併症も少ない．
- 直腸がんによる座位時の会陰部痛：排尿・排便機能が人工的な経路に変更されている場合に適応となるサドルフェノールブロックと，排泄機能への影響が少ない仙骨硬膜外エタノール注入法がある．
- 腫瘍による神経や神経叢への圧迫・浸潤：上下腹神経叢ブロックは骨盤腔内のがんによる内臓痛(下腹部痛や会陰部痛)に適応となり，合併症も少ない．

【IVR】

- IVR (Interventional Radiology：画像下治療)も非薬物療法として重要な治療の選択肢である．たとえば動脈塞栓術はあらゆる出血に検討できる，代表的なIVRである．

表　神経ブロックの種類

神経ブロックの種類	適応	合併症
三叉神経ブロック	上顎，化学，口腔領域など三叉神経領域による痛み	同領域の感覚低下
星状神経節ブロック	乳がんなどの上肢の痛み，循環障害	血管内注入，血腫による呼吸困難
腹腔神経叢ブロック	腹腔内臓器の腫瘍や転移による腹腔神経叢の圧迫からの上腹部痛．切除不能の膵癌など．オピオイドによる蠕動低下が強い時	大血管の損傷 ＊内臓痛と骨・腹壁浸潤など体性痛が混在している際は完全な鎮痛は期待できない
神経根ブロック	神経根の圧迫による疼痛	神経損傷，出血，血管穿刺，感染
サドルブロック	会陰部の疼痛	第4.5仙髄神経や馬尾神経をブロックするため膀胱直腸障害に注意．導尿や人工肛門なども検討する
くも膜下フェノールブロック	胸部，腹部での片側性の限局した体性痛	上肢の運動障害，下肢の運動障害や膀胱直腸障害も起こり得る
下腸間膜動脈神経叢ブロック	下腹部のがん性内臓痛	
上下腹神経叢ブロック	直腸，子宮，前立腺，膀胱など骨盤内臓器のがん性疼痛	
肋間神経ブロック	胸腹壁の疼痛	気胸
交感神経節ブロック	痛みが入浴により軽減する場合．乳がん，子宮がんで上下肢の循環障害による腫脹や痛み	
不対神経節ブロック	会陰部の交感神経由来の痛み	
トリガーポイントブロック	筋緊張性の疼痛	がん性疼痛自体に施行することは少ないが手技が簡単なので汎用できる

Ⅳ

痛み以外の身体的苦痛のマネジメント

Ⅳ-1 呼吸器症状

Ⅳ-1-A 呼吸困難

- **呼吸困難はがん患者の約30～70％に出現するが，心不全・呼吸不全・神経難病などの非がん疾患でも頻度が高く，精通すべき症状である．**肺病変がなくても悪液質や不安感などで生じることもあり，**複合的アプローチが重要となる**（図Ⅳ-1）．
- 酸素投与・輸液の減量・環境調整（部屋を涼しくしたり，風通しをよくする）などの非薬物療法を行った上で原因に応じた治療を行うが，効果不十分な場合は，速やかにモルヒネなどのオピオイド投与を検討する．ただし悪性腫瘍・非がん疾患とも呼吸症状（咳嗽）に保険適用があるオピオイドは，コデインとモルヒネ末/錠/注射だけである．
- **抗不安薬（ベンゾジアゼピン系薬）はオピオイドと併用することで呼吸困難の緩和が期待できる．**
- 適用のある病態にはステロイドの全身投与や，胸腔穿刺ドレナージ・胸膜癒着術なども検討する．

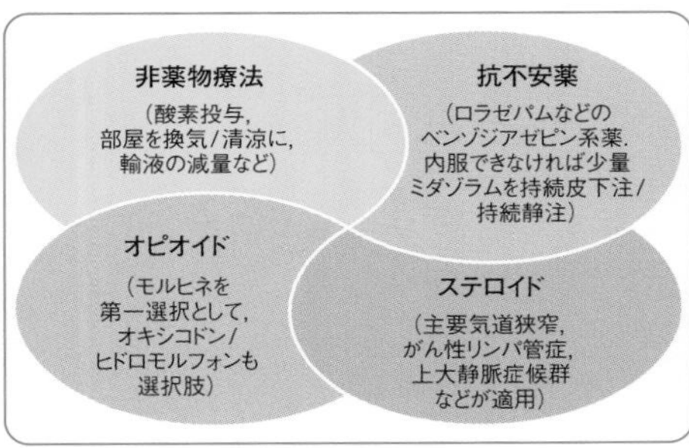

図Ⅳ-1 呼吸困難に対するアプローチ

Point 呼吸困難に対する主要薬剤である「オピオイド・抗不安薬・ステロイド」の3つはセットで覚えよう.

対応例

①酸素投与

- 患者が呼吸困難を感じていなかったり，酸素マスクなどによる不快感が強い場合は，SpO_2 値(一般的な維持目標：90％以上)にこだわらなくても良い．慢性Ⅱ型呼吸不全では CO_2 ナルコーシスを避けるため，SpO_2 88～92％を目標とする．

②輸液の減量・中止

- 過量輸液により気道分泌・浮腫・呼吸困難などが増悪するため，**輸液の減量・中止は重要かつすぐに実行可能な呼吸困難への対処法である．※死亡直前期では輸液を行う場合でも250～500 mL/日で苦痛の少ない方がもっとも多かった，という報告がある．**
- 診察時は浮腫だけでなく，舌乾燥/浸潤は見たい．

③弱～強オピオイドの投与

- 呼吸困難に対するオピオイドの作用機序は疼痛におけるそれよりも十分には解明されていないが，呼吸中枢の CO_2 に対する感受性の低下や，呼吸リズムの抑制作用(1回換気量の増加)などが示唆されており，オピオイドは呼吸困難に対する中心的な薬剤に位置づけられている．
- 呼吸困難では腎障害が強い場合や，使用中のオピオイドですでに効果を認めている場合以外はモルヒネが推奨される(しかし**呼吸困難ではモルヒネ注10～15 mg/日の少量で天井効果がみられることが多い**ため，過度な期待は控えたい)．

緩和戦略 腎障害でモルヒネが選択しづらいがん患者ではオキシコドン，ヒドロモルフォンが代替薬になるが，フェンタニルについては本邦の『進行性疾患患者の呼吸困難の緩和に関する診療ガイドライン2023年版』で「（がん患者の呼吸困難に対して）フェンタニルの全身投与を行わないことを推奨する」と記載されており，他オピオイドよりも低推奨であることは抑えておこう．**オキシコドン，ヒドロモルフォン，フェンタニルは非がん疾患の呼吸困難（咳嗽）には保険適用がない**が，「腎障害のあるがん患者の呼吸困難」に選択するオピオイドは，腎障害に対しては控えることが推奨されているモルヒネか，腎障害には慎重投与だが呼吸困難に対する推奨がモルヒネよりも低いオキシコドンまたはヒドロモルフォンの選択となる．

- **「腎障害のある非がん疾患の呼吸困難」に対しては，筆者はモルヒネの減量投与を中心に検討することが多い．** 強い腎障害のある患者でも，モルヒネ注を2～3mg/日などの極少量で投与してうまくいくことはある（p.79～82参照）．
- **呼吸困難に効果のあるモルヒネ注は低用量（10～15mg/日程度）とされており，それ以上は「有効である」と評価できる時のみ増量できる（非がん疾患ではさらに少ない量を推奨するエキスパートオピニオンもある）．** 効果が乏しいからと増量し続け，副作用で嘔吐したり，鎮静にならないよう注意する．オピオイド過量ではせん妄が生じやすく，オピオイドで効果がない時に鎮静が必要ならばミダゾラムの併用を検討すること（Ⅷ章：鎮静 p.232参照）．

④抗不安薬（ベンゾジアゼピン系）の投与

- モルヒネなどのオピオイドと併用することで，呼吸困難の緩和が期待できる．睡眠確保にも有用．

ロラゼパム
ワイパックス®錠（0.5～1mg）
0.5mgを1日3回内服．最高用量は1日3mgまで．
※適用外使用であるが舌下投与している施設もある
※割線が入っておらず，半錠投与はしづらい．
アルプラゾラム
ソラナックス®錠（0.4～0.8mg）
0.4mgを1日3回内服．最高用量は1日2.4mgまで．

〈内服できず，持続投与にしたい場合〉

ミダゾラム
ドルミカム®注（10mg/2mL）持続静注または持続皮下注．2.5～5mg/日から開始し，5～10mg/日まで（**一般に，10mg/1A/日より少ない量が「ミタゾラムの呼吸困難に対する投与量」となる**）．
※ただし腎障害がある時はさらに減量が必要．鎮静目的ではなく呼吸困難に対して使用しているわけであるから，過鎮静にならないよう注意．

緩和戦略 ミダゾラム併用でも呼吸困難が改善されない場合，話し合いは必須だが，増量によって鎮静に移行することもできる（Ⅷ章：鎮静 p.232参照）．

⑤ステロイドの投与（p.137参照）

デキサメタゾン（デカドロン®）錠，または
ベタメタゾン（リンデロン®）錠
副作用を考慮しつつ4～8mg程度を朝食後に内服．

緩和戦略 **呼吸困難に対するステロイドは主要気道狭窄，がん性リンパ管症，上大静脈症候群，薬物や放射線治療による肺障害などで適用となり，倦怠感などの慢性症状に対して投与される0.5〜4mg/日程度よりも多めの投与量(4〜8mg/日以上)で筆者は開始する場合が多い**(p.138参照)．

緩和戦略 悪性胸水に対するステロイドの有効性に関する研究は乏しいが，特にCRPなどの炎症が強い症例では経験的に効果を認める例がある．

- ステロイドには不眠・せん妄の副作用があり，朝食後に投与する．錠数が多く飲みきれない場合などは朝・昼食後に分けて内服する．
- デカドロン®錠は0.5mg錠と4mg錠が発売されているが，リンデロン錠®は0.5mg錠しか発売されていないため，**リンデロン錠しか使用できない環境では錠数が多くなってしまい患者の負担となる**．内服できる場合でも，病棟や在宅では以下の静注や皮下点滴も考慮して投与経路を選択しよう．

〈内服できない場合〉

ベタメタゾン

リンデロン®注4〜8mg程度を生食50mLに溶解し，午前に静脈点滴または皮下点滴で投与．
※筋注やワンショット静注で投与する施設もある．

緩和戦略 **オピオイドなどの投与と並行して，呼吸困難の原因となっている病態にアプローチできないかは，常に検討しよう．** 例として肺炎に対する抗菌薬，心不全に対する利尿薬，悪性胸水に対する胸水ドレナージや胸膜癒着術，上大静脈症候群に対するステント治療，COPDや喘息に対する治療（気管支拡張薬・ステロイドなど）があげられる．

緩和戦略 **一般的に涼しいほうが呼吸困難は楽になることが多い．部屋を涼しくしたり風通しをよくする環境調整や，家族の支援を借りて不安感を軽減するなどの精神的ケアも大切．**

Point 病態把握のための画像評価は重要であるが，症状が増悪するたびにX線やCTを撮ることは体力の落ちた患者にとっては大きな負担となる．経過や身体所見から病態を推論して対応することを基本とし，不要な画像検査は慎もう（急性期医療から転向すると驚くが，緩和ケア病棟では入院から看取りまで採血を含めて一度も検査を行わないことも珍しくない）．

Point 胸水ドレナージは直接的な症状緩和手段であるが，悪性腫瘍では穿刺時のリスクも高まっていることに注意しエコーで慎重に観察しながら穿刺すること（胸腔穿刺直後に心肺停止に陥った例もある）．また再膨張性肺水腫を予防するため，胸水の排液速度は1L/時以下，1回につき1.5Lを上限の目安としたい．

緩和戦略 **単回の胸水ドレナージでは多くのがん患者で30日以内に再貯留し症状が再燃するとされており，非がん疾患を含め進行性の呼吸困難患者ではオピオイドにミダゾラムを併用する時期が来ることは（急死される場合以外は）基本的に避けられない．** 初学者は不慣れなためミダゾラムの使用を避けたがる傾向があるが，「呼吸困難患者を担当したら，いずれミダゾラムは併用することになる」というつもりで準備しよう．

Column 非がんの緩和ケアは呼吸困難の対応が鍵

「非がん疾患(心不全・呼吸不全・腎不全・神経難病・認知症など)の緩和ケア」という言葉があるが，非がん疾患の症状緩和は呼吸困難への対応が最重要といっても過言ではない．呼吸困難に対してはモルヒネなどのオピオイドを使うことがあるが，その前に標準的な内科治療が基盤となる．研修としては悪性腫瘍の呼吸困難への対応を踏まえた上で，非がん疾患のillness trajectory (p.17参照)に基づいた悪性腫瘍とは異なる臨床経過と，それに伴う包括的支援を学ぶ必要がある．

「Total Breathlessness」と呼ばれる，呼吸困難患者の6つの懸念事項を総合的に捉える枠組みが提唱されており，以下に紹介しておく．

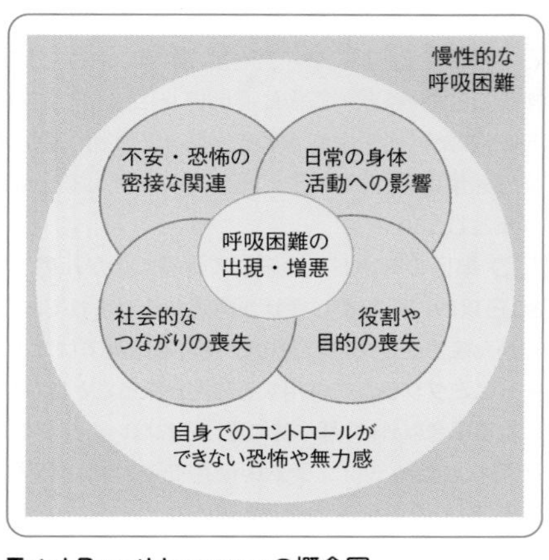

Total Breathlessnessの概念図

(N Lovell：JPSM, 57：140-155, 2019より)

Ⅳ-1-B 死前喘鳴

- 死前喘鳴とは，呼吸気時に咽頭や喉頭の分泌物が振動して発生する"ゼィゼィ""ゴロゴロ"という呼吸音のことである．死前喘鳴は終末期がん患者の40～70％程度に出現し，**家族や介護者の80％以上が苦痛を感じていたという報告もあり，家族ケアも重要となる．死亡16～58時間前(概ね0.5～2.5日以内)から出現することが多く，下顎呼吸(死亡する平均7.6時間前から出現)と同様，間近に迫る死を予兆するサインである．**

対応例

①輸液の減量・中止

- 投与する場合も250～500mL/日以下としたい．

表Ⅳ-1　死前喘鳴の分類

	特徴
1型(真性)死前喘鳴	唾液分泌が原因で，意識状態，嚥下反射の低下に伴い唾液が咽頭部に貯留するために起こる．死期が差し迫っている徴候．
2型(偽性)死前喘鳴	感染症などによって生じた気道分泌物が全身状態悪化に伴い喀出できず蓄積することによって生じる．必ずしも，死期が差し迫っているとは限らない．

②抗コリン薬

- 2型死前喘鳴には効果が乏しいとされ，抗コリン薬の適用は1型死前喘鳴に限られる(**表Ⅳ-1**)．
- **1型死前喘鳴でも複数のRCTでプラセボと比較して明確な有効性は認められておらず，死前喘鳴に対する抗コリン薬のエビデンスは確立されていない．また**ハイスコ®，ブスコパン®，アトロピンの3剤間比較試験でも薬剤間でほぼ差を認めていない．そのため抗コリン薬を使用する場合でも，大きな期待はしないほうが賢明である．

ブチルスコポラミン(20mg/1mL)
ブスコパン®注1回20mg静注または筋注，1日2～3回程度(輸液をしている場合は混注しても良い)．
もしくは40～60mg/日(最大120mg/日)で
持続静注または持続皮下注．

緩和戦略 ブチルスコポラミンは血液脳関門を通過しないため中枢に移行しにくく鎮静・意識障害のリスクは少ないが，副作用の頻脈(120/分を超えないようにする)などに注意しよう．個人差もあるが80～120mg/日に増量すると抗コリン作用による口渇が出現しかえって喀痰が粘稠になって取りにくくなることも少なくないため，筆者は40～60mg/日で投与することが多い．

- スコポラミンより薬価が安く多くの医療者が使い慣れていることもあり，「死前喘鳴が出現したらブスコパン®(20mg/A)を1日2A程度から持続点滴に混注しても良い．ただし口渇などに注意」と整理しておくと，シンプルで覚えやすい．

スコポラミン(0.5mg/1mL)
1～2A/日程度で開始し，最大4～10A/日まで．
ハイスコ®を1回0.5mg(1A)皮下注を繰り返す．
または
原液5～10A程度を0.1mL/時で開始し，効果が不十分な時，1時間毎に0.1mL/時ずつ増量，
0.1～0.4mL/時(2.4～9.6A/日)で持続皮下注．

もしくは
ハイスコ®8mLを生食32mLなどに溶解して0.5mL/時で開始し，効果が不十分な時，1時間毎に0.5mL/時ずつ増量しつつ，0.5～2.0mL/時(2.4～9.6A/日)で持続静注.

- ハイスコ®を1回0.5mL程度ずつ，舌下投与している施設もある(適用外使用).

アトロピン
アトロピン点眼液1%，1回2滴を1日数回・舌下投与.
※アトロピンの舌下投与の有効性に関しても証明はされていないが，点眼薬なので家族でも投与できる.

Point スコポラミンやアトロピンは血液脳関門を通過して中枢に移行するため，鎮静作用を有しせん妄のリスクになる．**そのため，血液脳関門を通過せず医療者も慣れていることの多いブチルスコポラミンが使いやすいと感じる.**

緩和戦略 死前喘鳴が出現する時期は人生の締めくくりのタイミングであり，家族にとっても非常に大切な時間である．喘鳴を完全に取ることは難しいが，「意識が薄れており，苦痛はないと思いますよ」というような声かけも含め，家族ケアに配慮しよう.

Ⅳ-2 消化器症状

Ⅳ-2-A 悪心・嘔吐

- 進行がん患者の約30％に生じるとされる.
- 悪心・嘔吐が生じた時は以下の機序を考えよう. A：中枢系（前庭系を分けて考える場合もあり，その場合はA～Cの３つではなく，４つに分類される），B：消化器系，C：化学系（表Ⅳ-2）.

表Ⅳ-2　悪心・嘔吐の原因

病因	主な受容体	主な原因	
A：中枢系	GABA	脳圧の亢進	脳腫瘍，脳梗塞，脳出血，脳浮腫，がん性髄膜炎など
		精神的な原因	不安，恐怖など
	H_1 mAch	前庭系の異常	頭位変換による誘発（BPPV，メニエール病など），聴神経腫瘍，頭蓋底の骨転移など
B：消化器系	5 HT_3 NK_1	消化管運動の異常	腹水，肝腫大による圧迫，がん性腹膜炎に対する放射線治療など
		消化管運動の低下	消化管閉塞，便秘（多い．下痢も嘔吐の原因となり得る）など
		薬物の消化管刺激	NSAIDs，アスピリン，アルコール，鉄剤，抗菌薬，去痰薬など
		内臓の刺激	腹部・骨盤臓器の機械的刺激，肝・消化管の受容体刺激など
C：化学系	D_2 5 HT_3 NK_1	代 謝	高Ca血症，低Na血症，肝不全，腎不全，ケトアシドーシスなど
		薬 物	オピオイド，抗てんかん薬，抗うつ薬，ジゴキシン，化学療法など
		原因物質	感染や腫瘍から生成される悪心・嘔吐の誘発物質など

これらの受容体を介した信号は嘔吐中枢にある受容体（D_2，H_1，mAch，NK_1，5HTなど）を刺激する.
GABA：γ-アミノ酪酸（gamma-aminobutyric acid），D_2：ドーパミン受容体，H_1：ヒスタミン受容体，mAch：ムスカリン様アセチルコリン受容体，5HT_3：セロトニン受容体，NK_1：ニューロキニン受容体

Point CTZ (chemoreceptor trigger zone：化学受容器引き金帯)は第四脳室に接する脳幹領域に存在する受容器．化学系として血中薬物や代謝異常などに反応して嘔吐中枢に刺激を送り，悪心・嘔吐を誘発する(図Ⅳ-2)．

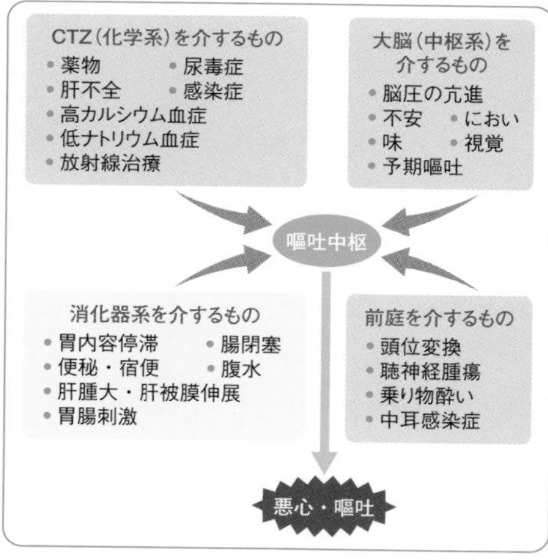

図Ⅳ-2 嘔吐のメカニズム

A：中枢系

【脳圧の亢進に対して】

• 転移性脳腫瘍・髄膜播種の項を参照(p.173)．

【精神的な原因に対して】

• V-3「不安・うつ」の項を参照(p.202)．V-1「基盤となる精神的ケア」を踏まえ(p.194)，多職種での検討や心理職へのコンサルトなども試みること．

【前庭系の異常に対して】

〈内服できる場合〉

ジフェンヒドラミン/ジプロフィリン配合剤
トラベルミン® 配合錠を嘔気時に1錠内服.
もしくは1錠を1日3～4回，定期内服.

〈内服できない場合〉

ヒドロキシジン
アタラックス®-P注(25mg/A) 25～50mgを生食50mLに溶解し，静脈点滴or皮下点滴.

B：消化器系

【消化管運動の低下に対して】

〈内服できる場合〉

メトクロプラミド(5mg)
プリンペラン®5～10mgを嘔気時に内服.
もしくは毎食前に内服.

ドンペリドン(10mg)
ナウゼリン® 錠10mgを嘔気時に内服.
もしくは毎食前に内服.

〈内服できない場合〉

メトクロプラミド(10mg)
プリンペラン® 注10mgを生食50mLに溶解し，静脈点滴または皮下点滴．原液を皮下注も可.

ドンペリドン(10，30，60mg)
ナウゼリン® 坐剤30～60mgを1個，直腸内投与.

- 腹水の項も参照(p.165).

緩和戦略 **ただしメトクロプラミドやドンペリドンは消化管閉塞では禁忌であり，特に腹膜播種がある場合などで消化管閉塞のリスクがある方は，排便や排ガスがあるかを必ず問診しよう**

【消化管の閉塞に対して】

- 消化管閉塞の項，便秘の項を参照(p.159, p.164).

C：化学系

- 該当薬物の中止．もしくは複数の嘔吐関連受容体を遮断することで制吐作用を示す薬剤を使用する.

〈内服できる場合〉

プロクロルペラジン(5mg)
ノバミン®錠(5mg)を嘔気時に1錠内服.
もしくは毎食前に1錠内服.

緩和戦略 オピオイド投与時の嘔吐対策にノバミン®がよく選択されるが，**制吐剤の予防投与は必須ではない．ノバミン®にはアカシジアなどのリスクもあるため，基本的には頓用で設定し，定期投与する場合でも3日〜1週間以内に頓用に変更しよう**(p.93参照).

オランザピン(2.5, 5, 10mg)
ジプレキサ®錠(2.5〜5mg)を1日1回，内服.
※消化管閉塞以外で明らかな原因を特定できない持続的な嘔気や，長時間のせん妄に対する1st choice．口腔内で崩壊するザイディス・OD錠も発売されている.

アセナピン
シクレスト® 舌下錠(5, 10mg)
眠前2.5～5mg.
※"持続的な"嘔気や不穏に対して, 1回2.5mgを1日2回, 舌下投与から開始.
※内服できなくても使用はできるが, 飲み込んでしまう場合もあることに注意. 割線が入っておらず, 半錠投与はしづらい.

- クエチアピン, オランザピン, アセナピンなどは複数の受容体を遮断する多元受容体作用抗精神病薬(MARTA)であり, せん妄や嘔気を抑える作用が強い. **半減期の短いクエチアピンは頓用でも使用できる. 半減期の長いオランザピンは頓用では使用しづらい**(Ⅶ-1「せん妄」p.216参照).

緩和戦略 終末期の実臨床では, 原因がはっきり特定できない悪心・嘔吐も少なくない. そのような時にはMARTAである非定型抗精神病薬(クエチアピン, オランザピン, アセナピンなど)を選択すると奏功することは, 非常によく経験する.

〈内服できない場合〉

ハロペリドール(5mg/A)
セレネース® 注(1.5～5mg)を生食50mLに溶解し, 静脈または皮下点滴. もしくは皮下注.

ブロナンセリン貼付薬
ロナセン® テープ(20, 30, 40mg) 1日1回貼付. 10mg (20mgの半面貼付)から開始し, 症状に応じて40mg/日程度まで増量.

緩和戦略 **ロナセン®テープは2～3日後には十分な血中濃度に達するとされ，難治性嘔吐や内服困難時の不安・せん妄，認知症の周辺症状（適用外使用）に対しても有用な選択肢となる**（p.222参照）．

緩和戦略 制吐剤は一般的に病態に応じて選択するが（Etiology-based antiemetic therapy），「がん患者には病態にかかわらず単一の制吐剤を投与してもあまり効果は変わらなかった」とする臨床研究に基づく考え方（Empiric antiemetic therapy）もある．内服できるならば多くの嘔気関連受容体を抑えるMARTAなどの抗精神病薬を選択し，内服困難であればブロナンセリン貼付薬やハロペリドール注（嘔気に対しては1.5mg程度の少量で有効なことも多い）などを選択すると奏功しやすい．（いきなり非定型抗精神病薬を選択することが躊躇される場合は，1st choiceとしてメトクロプラミドなどを選択しても良いが，効かない場合は漫然と投与しても有効性は低いため早めに変更しよう）．

Ⅳ-2-B 消化管閉塞

- 悪性腫瘍が原因で生じる消化管閉塞は上部と下部に分類され，**閉塞部位によって症状の特徴が異なる**（表Ⅳ-3）．

対応例

①**輸液の減量**

- **常温安静時の成人では，15mL/kg/日の水分が不感蒸泄として失われるとされている**（例：50kgでは15mL × 50kg = 750mL/日）．そのため投与する場合でも250～1,000mL/日程度の輸液とすることで，腸管内の水分貯留を低減できる．

表Ⅳ-3　上部消化管閉塞と下部消化管閉塞の特徴

	上部	下部
嘔吐	胆汁様・水様で臭気が弱い．嘔吐は多い	便汁様で臭気が強い．嘔吐がないこともある
痛み	心窩部部～臍周囲の痛み，短い周期の疝痛	限局性あるいは深部の内臓痛，長い周期の疝痛
腹部膨満感	ないこともある	ある～著明
食欲不振	ある	ないこともある

②ステロイド

ベタメタゾン
リンデロン®注(4～8mg)を生食50mLに溶解し午前に静脈点滴もしくは皮下点滴で投与．
※筋注やワンショット静注で投与する施設もある．

- **ステロイドは胃管の非挿入例における悪性腸閉塞の再開通率を有意に改善するとされているが，5日程度で症状改善がなければ中止を検討する．** 有効なケースで感染症の副作用が懸念されるほど予後(1～2ヵ月以上)がありそうな場合は，内服または注射でリンデロン®1～2mg/日に減量する．

③経鼻胃管(Nasogastric tube (NG tube))留置

- 手術による閉塞解除は「少なくとも予後60日以上の生存が見込めること」が適用条件とされており，特に終末期では合併症も多くハードルが高い．
- 経鼻胃管挿入は簡便な手技であり，速やかに症状緩和を得ることができるケースもある．**挿入前は経鼻胃管留置に対する心理的抵抗が強くとも，挿入後に予想外に喜ばれることも時折経験する．** 方針は患者と相談して決定するが，いずれにせよ症状改善のメリットと，長時間留置の異物感や自律心喪失などのデメリットをよく考えたい．

緩和戦略 NG tubeにはドレナージ用の太くて硬いものもあるが，留置時は一般的に経管栄養用の細くて柔らかいチューブが選択される．

NG tubeの留置によって，消化管閉塞があってもスープ・アイスクリーム・各種飲料などを摂取しても嘔吐する可能性は大きく軽減する．NG tubeは煩わしさを伴う行為であるが，留置を希望されない場合は，その心理的背景まで丁寧に尋ねてみよう．

「胃管を留置すると，飲んだり食べたりできない」
→実際には上記のように，液状かそれに近いものなら十分に摂取可能であり，喜ばれることが多い．

「管が入ったら，もう抜けない」
→このように考えている方は少なくないため，希望に応じて抜けることを説明する．

「胃管の留置はつらいので，嘔吐するほうが楽」
→これはこれでご本人の選択の結果なので，尊重したい(ただし経過の中でやはり持続的な嘔気・嘔吐がつらいため胃管留置に希望を変更される方も少なからずおられる)．

「やはり嫌だったら，すぐに抜けますから」と『お試し留置』を提案しても良い．緩和ケアは一般的に対症療法であるため，『試してみて，合わなかったら中止・変更する』ことができる場面の多い，柔軟性の高い領域であると認識しておこう．

④オクトレオチド

- サンドスタチン®(50，100μg/1mL)はソマトスタチン受容体に作用し，胃液・膵液・胆汁や消化管ホルモンの分泌を抑制するとともに水・電解質吸収を促進し，消化管の膨張・進展を緩和する．
- **オクトレオチド(サンドスタチン®)投与による嘔気の改善率は上部消化管閉塞で20%，下部消化管閉塞で76%程度とされるが，消化管閉塞は一般的に進行する病態であり，過度な期待はかけないほうが良い．**
- サンドスタチン®には様々な投与方法がある．

【静脈ルートが確保されている場合】

A：すでに末梢静脈輸液を使用している時
輸液ボトルに300μg/日を混注し，静脈点滴．

B：高カロリー輸液を使用している時
高カロリー輸液に300μg/日を混注し，持続静脈点滴(ただし，高カロリー輸液にオクトレオチドを混注すると活性は30%程度，失活するとされる)．

【静脈ルートが確保されていない場合】

C：皮下ルートが増えるが，確実な投与方法
サンドスタチン®を単独で，持続皮下注射．
300μg (3mL)＋生食7mLを0.4mL/時で投与．

D：すでに持続皮下輸液を使用している時
輸液に300μg/日を混注し，持続皮下点滴．

- 100μgを静脈注射や皮下注射で1日3回，反復投与する方法もあるが，血中濃度が維持されないため効果が減弱する可能性がある.

- **オクトレオチドはもともとヒトの体内にあるホルモンであり目立った副作用は少ないが，高価な薬剤であり不用な長期投与は避けたい.** 治療が難しいことの多い消化管閉塞に対する薬剤ゆえに中止するタイミングが難しい薬でもあり，より安価なブスコパン®に置き換えることも選択肢となる.

⑤ブチルスコポラミン

ブスコパン®注(20mg/1mL) 40〜120mg/日で投与. 原液を0.1〜0.25mL/時(48〜120mg/日)で持続皮下注射.

※ブスコパン®20〜40mgをサンドスタチン®100μgに置き換えて，p.162のA〜Dに準ずる方法でも投与可.

- 抗コリン作用があり緑内障，前立腺肥大症などの患者には原則禁忌である. また高用量では口渇・頻脈などの副作用が出現する可能性がある.
- 20mgの静注または皮下注射を一度試してみて，効果があるかを判断するのも一計である.

緩和戦略 **サンドスタチン®より効果は劣るかもしれないがブスコパン®にも消化管分泌抑制作用があり，安価であることは大きなメリット.** また消化管蠕動を抑え腸蠕動痛を軽減する効果も期待できる.

Point オピオイドは消化管閉塞による痛みにも使用できる. **完全閉塞で腸蠕動痛が強い場合，便秘になりやすいモルヒネ注などで“あえて”腸管蠕動を弱める副作用を狙うことによって，腸蠕動痛の改善が得られることがある.**

Ⅳ-2-C 便秘

- 複数の定義があるが，「3日以上排便がない状態，または毎日排便があっても残便感がある状態」，「腸管内容物の通過が遅延・停滞し，排便に困難を伴う状態」などが，主な定義である．
- **便秘の治療薬としては，「A：浸透圧性下剤もしくは分泌促進薬(便を軟らかくする薬)」と，「B：大腸刺激性下剤(蠕動を強めて腸を動かす薬)」があり，AやBを使用する場合は分けて考えること．**
- **「オピオイド誘発性便秘症」には末梢性μ受容体拮抗薬であるナルデメジン(スインプロイク®)が使いやすい．**

Point 「オピオイド誘発性便秘症(opioid-induced constipation：OIC)」とは，オピオイドを使用している時，排便の習慣やパターンに以下の変化が現れる状態とされる．

- 排便頻度の低下
- いきみを伴うようになる/より強いいきみを伴うようになる
- 残便感
- 排便習慣を苦痛に感じる

対応例

7steps+E〈副作用対策〉を参照(p.86)．

Ⅳ-2-D 腹水

- 腹水貯留の原因は，約80％が肝硬変，約10％が結核性腹膜炎などその他の疾患，残りの約10％が悪性腫瘍に伴う腹水（悪性腹水）で，悪性腹水の産生には腫瘍細胞から産生される血管内増殖因子による血管透過性の亢進，門脈圧亢進，リンパ管閉塞などの機序が関与しているとされる．
- **腹水貯留の症状は腹部膨満感，便秘，嘔気，（胃の圧迫による）食欲不振**など多様である（図Ⅳ-3）．
- 利尿薬の適応については，「血清―腹水アルブミン濃度勾配（serum-ascites albumin gradient：SAAG）」がある程度参考になる．**SAAGは「血中アルブミン濃度（g/dL）－腹水アルブミン濃度（g/dL）」で示される．SAAG≧1.1 g/dLでは門脈圧亢進が示唆され，利尿薬に反応が良い傾向がある．**

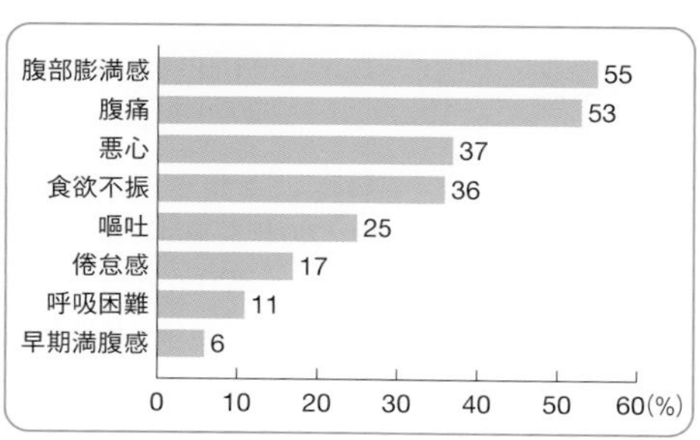

図Ⅳ-3 悪性腹水の症状

（Ayantunde AA：Annals of Oncology, 18：945-949, 2007より）

対応例

①利尿薬

[カリウム保持性利尿薬]

〈内服できる場合〉

• スピロノラクトン(25, 50mg錠, 10%細粒)
  アルダクトン®A 50〜100mgを1日1回朝など.

〈内服できない場合〉

• カンレノ酸カリウム(100, 200mg注)
  ソルダクトン®100〜400mgを1日1回静注.

※上記で効果が不十分な時や, 高K血症の懸念がある時は, 以下を併用しても良い.

[ループ利尿薬]

• フロセミド(10, 20, 40mg錠, 20mg注)

〈内服できる場合〉

ラシックス®錠20〜160mgを1日1回朝

〈内服できない場合〉

ラシックス®注10〜80mgを1日1回, 静脈または皮下点滴で投与. ワンショット静注も可.

• スピロノラクトン：フロセミド＝50：20が推奨.

Point 利尿薬の内服/注射の力価換算はアルダクトン®A50mg錠≒ソルダクトン®200mg注, ラシックス®20mg錠≒ラシックス®10mg注とされる.

②輸液の減量

• 終末期では1日の水分負荷を経口量と合わせて0〜1,000mL以下とすると, 腹水, 胸水, 浮腫, 喀痰などの増加を防げるとされる. 死亡直前の輸液量は250〜500mL/日で患者の「Quality of dying」が最も高かったという本邦からの報告もある.

③腹水穿刺

- **穿刺時の体位制限と痛みを伴うものの，直接的に最も有効な緩和手段である．**循環不全予防のため腹水の排液速度は2L/時以下，1回につき3Lを目安としたい（共に胸水の倍，と覚えると覚えやすい）．ただし1回につき2L以下とするほうが血圧低下が少なかったという報告もある．
- 「腹水を抜くと栄養がなくなって寿命が縮む」という説もあるが，悪性腹水を抜いても生存期間に有意差はないとされている．腹部膨満に対して他に有効な薬剤もほぼ存在しないため，可能な場合は直接排液を積極的に検討しよう．

緩和戦略 腹腔カテーテル留置による持続腹水ドレナージも，1週間以内などに腹水が再貯留してしまう場合は検討に値する．

Point CART（腹水濾過濃縮再静注法：Cell-free and Concentrated Ascites Reinfusion Therapy）は，抜いた腹水を濾過してアルブミンなどの必要な成分だけを静脈点滴で患者の体内に戻す方法であり，蛋白喪失を回避しつつ多量の腹水貯留を除去できると考えられている．**CARTは国内ではよく施行されており有用性が期待されるが，腹水ドレナージ（腹水を抜くだけ）と比較して生存期間が延長するかなどの国際的なコンセンサスは得られていない．**またコストが高く，2週に1度しか保険算定できないことにも注意（主治医が「CARTを施行したいから」と腹水貯留で苦痛が増加し続けている患者の腹水ドレナージを2週に1度に限定しているケースを見かけることがあるが，CARTに強力なエビデンスがない状況で患者の増強し続ける苦しみを放置するのは耐えがたく，適宜腹水ドレナージも挟んで頂きたいと考える).

- デンバーシャント(腹腔静脈シャント)も同様にエビデンス不足で, 有用性の結論は出ていない.

④オピオイドの投与

- オピオイドにより腹痛だけでなく, 腹部膨満感を軽減できることがある. **フェンタニル貼付薬はモルヒネなどの経口オピオイドと比較して便秘の副作用が少なく, 内服による満腹感も起こさないため, 症状の軽い悪性腹水のケースでは良い適用である(逆に筆者がフェンタニル貼付薬を選択するケースは, 腹水貯留以外にあまり多くはない).**

Point 腹部のつっぱり感, 膨満感, 吃逆(きつぎゃく)に対して, キシロカインなどの鎮痛補助薬が有効ともいわれるが, 国際的には一般的ではない.

⑤ステロイド

- 悪性腹水に対するステロイドについては高サイトカイン血症(CRP高値, かつ感染症が否定的)で効果を認める例があるものの, 実証研究が不足している. **筆者は消化管閉塞の場合はステロイド投与を積極的に検討するが, 悪性腹水の場合は控えめに検討することが多く, 両者は分けて考えている.** 使用方法は消化管閉塞に準ずる.

Column 吃逆

- 吃逆(Hiccups)とは横隔膜の不随意的な筋収縮である．これにより突然の吸気の後，舌による閉塞が起こり吸気が途絶される．回数としては4～60回/分とされている．

【吃逆の分類】

吃逆発作(Hiccup bout)：～48時間
持続的吃逆(Persistent hiccups)：48時間～1ヵ月
難治性吃逆(Intractable hiccups)：1ヵ月～

に分類される．難治性(1ヵ月間を超える)の吃逆はまれであるが，かなりの苦痛を伴う．

- 肝転移などの進行がん患者1～9%に吃逆が合併し，吃逆が続くと体重減少，低栄養，水分摂取不良，睡眠障害，QOL低下などにつながる．
- 作用機序としては，中枢から横隔膜に至るまでの神経経路を刺激する病態があれば発生するとされているが，未だ詳細は不明である．

【非薬物療法】

どれもエビデンスは乏しいが，害もほぼ無いため，試してみても良い．

①咽頭刺激
- 舌をつまみ，30秒ほど牽引する
- 鼻の穴をティッシュで刺激し，くしゃみを誘発
- コップの反対側から水を飲む
- スプーン1杯の砂糖を飲み込む

• 鼻から水を吸って飲む

②迷走神経刺激
• 術者が患者の腹部を圧迫し，患者が息をこらえて術者の手を押し返そうといきむ方法(バルサルバ法)
• 後ろから急に驚かす
• 氷水で顔を洗う

③横隔膜刺激
• 前屈して胸部を圧迫する

④胃拡張の解除
• 嘔吐させる
• 胃管で胃内容物を取り除く

【薬物療法】

①メトクロプラミド(プリンペラン®)
1回5～10mg 1日3回 内服または点滴静注または皮下注
②クロルプロマジン(コントミン®)
1回12.5～25mg 1日2～3回 内服または点滴静注または皮下注
③バクロフェン(ギャバロン®)
1回5mg 1日3回 内服　※腎障害例では減量

もし原因が判明している場合は，病態に応じた治療を行う(例：逆流性食道炎に対するPPIなど).

Ⅳ-3 その他の重要な病態

Ⅳ-3-A 転移性脳腫瘍

- 転移性脳腫瘍は悪心・嘔吐，頭重感・頭痛，視野障害・聴力障害，歩行障害，認知障害，けいれんなどを呈し，がん患者の20～40％に認められる．悪性黒色腫（10％）＜**乳がん（20％）＜肺がん（50％）**の順に多い．
- 転移性脳腫瘍の患者は一般的に予後が短く，未治療の場合，**平均生存期間の中央値は約1ヵ月と非常に短期である．予後予測を誤って説明のタイミングをのがさないこと．**
- 転移性脳腫瘍の診断は造影MRIが優れる．単純CTでは検出できない例も多いことに注意．

対応例

①放射線治療

ガンマナイフ，サイバーナイフなどが施行可能な時は積極的に検討する．フレームと呼ばれる金属製の固定具を頭蓋骨にピン固定する必要がないためガンマナイフより低侵襲で，対象が頭蓋内疾患だけではなく分割照射も可能である点がサイバーナイフのメリットである．陽子線治療は転移性脳腫瘍には一般的に適用がない．

②鎮痛

他部位のがん性疼痛と同様，非オピオイドやオピオイドを，（可能なら併用で）使用する．

③ステロイド

ベタメタゾン（リンデロン®）注射または内服．
8～16mg/日程度，朝1回．

- 嘔吐時は速やかな症状緩和が求められ多めに投与するが，4mg以上では効果に差がみられず，副作用のみ増加したという報告もある（p.140参照）．

④浸透圧利尿薬などの抗浮腫薬
〈急性に症状が出現，または内服できない場合〉

濃グリセリン・果糖
グリセオール®注（200，300，500mL）
1回200～300mL（1袋）を1日に1～2回．

- 添付文書には「1回200～500mLを1日1～2回，500mLあたり2～3時間かけて点滴静注する．投与期間は通常1～2週とする」とあるが，Na含有量が多く，電解質異常や心負荷に注意が必要．

〈内服可能で，緩徐な症状の場合〉

イソソルビド（イソバイド®シロップ70％）
1回30～50mLを，1日3回内服．

Point けいれん時に備えた置き薬．

ジアゼパム
ダイアップ®坐剤（4，6，10mg）1個．

緩和戦略 筆者は在宅患者宅にダイアップ®坐剤6mg（3個程度）を事前処方して冷蔵保存してもらい，けいれん時に速やかに使用できるようにしている．ダイアップ®坐剤は不穏時や不眠時にも使用できる．

- 静脈ルートがある時のけいれん対応は，

けいれん発作時：
ジアゼパム（セルシン®，ホリゾン®）1回5～10mgを静注，または筋注．

けいれん持続時：
①ミダゾラム（ドルミカム®）10～120mgを持続皮下注または持続静注．
②レベチラセタム（イーケプラ®）1回500mg 1日2回 15分かけて点滴静注．
③ラコサミド（ビムパット®）1回100mg 1日2回 30～60分かけて点滴静注（初回開始量は1回50mg 1日2回）．
※レベチラセタムとラコサミドは，静脈内投与と経口投与は同量で換算できる．

Column 髄膜播種・がん性髄膜炎

- 髄膜播種（「がん性髄膜炎」や「髄膜がん種症」とも呼ばれる）は転移性がん患者の10％に発生するが剖検例では約20％にのぼり，その診断の難しさからおそらく過小評価されている病態である．
- 症状は頭痛，嘔吐，精神状態の変化，歩行障害，複視・難聴，排尿障害など多彩である（表）．
- 髄膜播種に対する造影MRIの感度は66～98％とされるが，単純MRIの感度は40～60％，髄液細胞診でも陽性率は45％（3回目で90％以上の陽性率）であり，これらの検査が陰性でも否定できないため，項部硬直などの臨床症状から判断せざるを得ないことも多々ある．

- 治療は「転移性脳腫瘍」に準ずるが，「浸透圧利尿薬などの抗浮腫薬」はあまり使用されない．

表　髄膜播種での一般的な症状

	症 状	頻度(%)
頭蓋内	頭 痛	51～75
	意識変容	26～33
	歩行障害	27
	悪心・嘔吐	22～34
	意識障害	4
	嚥下障害	4
	協調運動障害	20～34
	意識消失	4
	浮動性めまい	4
脳神経	複 視	20～36
	視野障害	9～10
	難聴/耳鳴	5～14/3
	顔面神経麻痺	8～10
	食欲低下	4
	発声困難・嚥下障害/嗄声	2～7/3
	回転性めまい	2
脊髄神経神経根	下位運動神経障害	34～46
	感覚脱失	33～42
	腰背部痛	31～37
	神経根痛	26～37
	膀胱直腸障害	16～18
	上位運動神経障害	14

Column トルソー症候群

- トルソーというフランスの神経内科医が19世紀に発見した病態で，**広い意味ではがんの合併症である静脈血栓塞栓症全般(下肢静脈血栓症，肺塞栓，脳梗塞など)を，狭い意味ではがんに関連する脳卒中(Cancer-Associated Stroke：CAS)を指す．がん患者では健常人に比べて5倍ほど血栓症が起こりやすいとする報告もある．**
- がん種としては，胃がん・膵がんがVery high risk，肺がん・悪性リンパ腫・婦人科がん・膀胱がん・精巣がんがHigh riskとされる(Khorana Score)．
- 治療は内服可能であればアピキサバン(エリキュース®)，エドキサバン(リクシアナ®)などのDOAC(Direct Oral Anticoagulant：直接経口抗凝固薬)が検討されるが，CASを発症していると内服困難なケースも多く，固形がんを対象にした低分子ヘパリン(ダルテパリン)投与は予後改善効果がなかったという報告がある．補液のみで経過観察になることも少なくなく，**悪性腫瘍で入院・在宅療養中の患者のご家族には，がん患者では健常人よりもCASが多く発症するために急に意識障害を発症したり亡くなる可能性があることは，基本的には事前に説明しておいたほうが良いと考える．**
- 逆にがん患者に突然発症の意識障害や片麻痺・構音障害などが出現した場合，MRIなどの検査ができなくても，多くはCASで説明できる．

Ⅳ-3-B 脊髄圧迫

- 悪性腫瘍に伴う脊髄圧迫(metastatic spinal cord compression：MCSS，もしくはmalignant cord compression：MCC)とは，腫瘍によって脊髄が圧迫され，**強烈な痛み(神経症状の出現に平均7週間先行するという報告もある．80～95%で初発症状となる)と共に，QOLを大きく低下させる運動・感覚障害をきたす『oncologic emergency』**の病態である．
- **膀胱直腸障害と下肢麻痺がないか，特に注意する．**
- 脊髄圧迫はがん患者の10%程度に発症し，乳がん(7%)<多発性骨髄腫(11%)<前立腺がん(16%)<肺がん(25%)の順に多い．
- 頸椎(10%)<腰椎(20-30%)<胸椎(60-70%)の順に多く発生し，脊椎の長さに比例する．
- 脊髄圧迫の診断は，腰痛，運動障害，しびれの分布などの病歴や身体所見，画像検査などで総合的に行う．画像ではMRIが最も感度(93%)/特異度(97%)が高いが，緊急でMRIを撮影できない場合もあるだろう．このような状況や，体内にMRI撮影禁忌の金属を有する患者などでは，感度(80%)/特異度(85%)のCTを用いて評価する．

対応例

①手術療法

- 予後3～6ヵ月以上が見込まれる症例では，除圧固定術などの適用について速やかに整形外科にコンサルトする．**手術も放射線治療と同様，48時間以内に行うことが望ましいが，終末期では非適用と判断される例が多い．そのような場合は②～⑤を同時に，可及的速やかに行って対応していく．**

②鎮痛

- **骨転移による体性痛や神経障害性疼痛が混在していることが多く，強オピオイド，非オピオイド，鎮痛補助薬の併用を要することが多い．**
- また骨転移関連事象の予防として，約30％でデノスマブやビスホスホネートが有効とされている（高カルシウム血症の項を参照，p.179）．

Point 脊髄圧迫の進行に伴い，激烈だった痛みの訴えが感覚障害のため数週間後に急に改善することがある．このような時はオピオイドが相対的に過量になり，せん妄などの副作用が出現しやすいため，慎重な観察と薬剤の減量が必要となる．

③ステロイド（p.137参照）

ベタメタゾン（リンデロン®注）
投与例：診断後早急に16mgを投与，以降1日1回朝，16mgを2日間，12mgを3日間，8mgを3日間，4mgを3日間，2mgを3日間など，症状をみながら数日毎に2/3～1/2量に漸減していく．

- 脊髄圧迫に対する至適ステロイド投与量についてはエビデンスが乏しい．初回デキサメタゾン96mg/日の大量投与を推奨する説もあったが，16mg/日の投与と比較して歩行機能の改善は同等ながら高用量のほうが有害事象が多かったとする報告もあり，大量投与は推奨されていない．

緩和戦略 **筆者がベタメタゾン16mgを投与する病態は基本的に脊髄圧迫，上大静脈症候群，転移性脳腫瘍のみであり，それ以外は8mg以下を選択している（ステロイドのおおよその投与量を覚えるコツ）．**

④放射線治療

- 放射線治療により腫瘍体積の縮小を得ることで脊髄の圧迫を解除し，約60～90％で歩行能力が保持されるなど，鎮痛効果とともに症状を軽減する作用がある．症状の出現後はできる限り早期の照射開始が望ましい．**完全麻痺に陥った場合の回復golden timeは24～48時間**といわれており，夜間休日の緊急照射も積極的に検討が必要である．

⑤コルセットによる外固定・安静

- 体動に伴う物理的な疼痛を軽減するため，整形外科などにコンサルトする．装着感などQOLを損ねるデメリットが強い場合もあり，患者，リハビリスタッフなどとよく相談したい．

Point 脊髄圧迫により麻痺をきたした患者は，突如移動できる範囲が狭まるだけでなく，膀胱直腸障害のため尿道カテーテル留置やオムツの装着を要するようになる場合も少なくなく，**急激な自律心の喪失に苛まれる（Ⅵ-1「スピリチュアルペイン」p.208参照）**．鎮痛を行いつつ手術療法の適用を判断し，ステロイド投与や放射線治療などを適宜行っていくこととなるが，**われわれは脊髄圧迫の患者の精神状態がそのような傾向にあることを理解し，寄り添う姿勢を保ち，家族とともに支援を強化しつつ丁寧に接していく関係性が望まれる．**

Ⅳ-3-C 高カルシウム(Ca)血症

- がん患者の20〜30%に認められる．**意識障害(傾眠)，食欲不振・嘔吐，脱力などが生じている患者では高Ca血症を必ず鑑別に入れる**(表Ⅳ-4)．
- 血液検査では以下の式で血清補正Ca値を計算して評価するため，血清アルブミン値も同時に測定する．

補正Ca値＝実測Ca値＋(4－アルブミン値)

表Ⅳ-4 高Ca血症の重症度分類と症状

血清補正Ca値(mg/dL)	症状
軽度 Ca＜12	通常は無症状(無気力，集中力低下など軽度の精神神経症状を伴うことがある)
中等度 12≦Ca＜14	悪心・嘔吐，食欲不振，脱力，倦怠感，口喝，多尿，便秘など
重度 14≦Ca	意識障害，昏睡，腎不全など

処方例

①ビスホスホネート，抗RANKL抗体

ゾレドロン酸
ゾメタ® (4mg/5mLまたは100mL)
4mgを15分以上かけて点滴静注(皮下点滴不可)．
※4mg/5mL製剤では生食または5%ブドウ糖100mLに希釈し，15分以上かけて静脈点滴．

- 高Ca血症治療の第一選択薬である．**投与後2〜3日で改善が期待でき，効果は数週間持続するとされる．速効性は乏しいため，有症候性の高Ca血症の場合は生食補液やカルシトニン投与と併用する．**

- 高Ca血症には1週間以上の間隔をあけて反復投与可(**骨転移の合併症予防では3〜4週間隔**).

緩和戦略 **骨転移合併症予防ではなく高Ca血症に治療に用いる時は，腎機能に応じた減量は不要である.**

副作用

- 発熱や関節痛，急性腎不全を起こすことがある.
- 顎骨壊死や顎骨骨髄炎の副作用は有名であり，口腔内細菌に対する白血球からの過剰な殺菌物質の産生などが関連するとされる. **投与前はなるべく歯科を受診し口腔衛生を保ち(終末期では歯科受診が不要とされることもある)，使用中は抜歯などの歯科処置は行わない.** 骨粗鬆症に対する長期使用患者においては非定型骨折の発症が報告されている.

デノスマブ
ランマーク® 4週間に1回，120mgを皮下注射

- 悪性腫瘍に伴う高Ca血症に対しては保険適用外であるが，抗RANKL抗体・デノスマブはビスホスホネートと同様，骨関連事象(skeletal related event：SREとは，病的骨折，骨病変に伴う痛み，放射線治療や外科的手術，脊髄圧迫，高Ca血症など骨転移に起因するすべての事象を指す)を約30%減少させ，発症時期も遅らせるとされており，デノスマブのほうがゾレドロン酸よりも疼痛を含むSREの軽減には有効性が高いとする研究がある.
- 3週間間隔でゾレドロン酸を投与した場合の12週間の薬価は，ゾレドロン酸が32,000円程度，ランマーク®が142,000円程度となっており，ランマーク®のほうが高額.

- デノスマブでも顎骨壊死の有害事象があり，可能なら投与前に歯科を受診する．
- ランマーク®投与後は低Ca血症予防のため，高Ca血症がない限りデノタス®チュアブル配合錠(一般名：沈降炭酸カルシウム・コレカルシフェロール・炭酸マグネシウム)を1日1回2錠で経口投与する．

②生理食塩水

- 高Ca血症に伴う脱水を補正する目的で使用する．**終末期患者では浮腫や心不全などを増悪させるため生理食塩水単独の大量投与は推奨されない．**
- 軽症～中等度の高Ca血症では，**1,000～2,000mL/日程度を静脈または皮下点滴で投与すると効果が得られる例は散見されるが，再増悪もしやすい．原則ビスホスホネートなどと組み合わせて使用する．**

③カルシトニン

エルシトニン®注(40単位)1A＋生食50mL
1～2時間かけて点滴静注．または1Aを筋注．
上記のいずれかを1日2回投与．

- 約6時間後から効果がみられる．ビスホスホネートの効果が発現するには数日かかるため，緊急時には即効性のあるカルシトニンを併用する．
- 骨吸収抑制の作用自体は弱く，**カルシトニン投与で2mg/dL以上の血清Ca値減少は期待できない．**
- **数日間以上投与すると，効果が減弱する「エスケープ現象」がみられ，期間限定の治療と考えて使用する．**

④ステロイド

- 悪性腫瘍随伴性高Ca血症の約80%はがん細胞が副甲状腺ホルモン関連蛋白(PTHrP：parathyroid hormone-related protein)を産生することで生じるが，コルチコステロイドはPTHrPのmRNAを減少させたり，悪性リンパ腫や多発性骨髄腫などの血液疾患ではコルチコステロイド成分が直接，主要組織増殖を抑制し高Ca血症を改善する場合がある．また尿中へのCa排泄増大効果や，消化管からのCa吸収抑制効果もあるとされている．
- 使用法はステロイドの項を参照(p.137)．

Point ループ利尿薬は脱水が改善していない段階で投与すると脱水を悪化させてしまうため，高Ca血症に用いることは少なくなっている．また，サイアザイド系利尿薬は尿細管からのCa吸収を促進して高Ca血症を悪化させるため，推奨されない．

Point **終末期の頻回な採血はわれわれ医療者が感じているよりも患者・家族に強い苦痛を与え得る．**高Ca血症による症状緩和がなされた後の「Ca値が低下しているかを確認する目的のための頻回の採血」は一般的に不要と考えられ，控えたい．

Point 高Ca血症による意識障害によって，様々な症状による苦痛が緩和されることがある．予後数日程度と見込まれ，高Ca血症の治療に伴い苦痛が再燃することが予想される場合は，家族や多職種と相談の上，そのままの経過で自然看取りの方針とすることがベターと考えられる場合もある．**高Ca血症は「がん患者さんとそのご家族への“神様からのプレゼント”」としての側面をもつのである．**

Ⅳ-3-D 上大静脈症候群

- 上大静脈(superior vena cava：SVC)症候群は，腫瘍の圧迫や浸潤，血栓などで上大静脈が閉塞あるいは高度の狭窄をきたすことによって，上半身の静脈還流が阻害されうっ血が起こり，顔面や上肢の浮腫，呼吸困難などを生じる(表Ⅳ-5)．
- **悪性腫瘍によるSVC症候群の原因は，肺がんが約70％と多く，**次いで悪性リンパ腫と転移性腫瘍(乳がんが約2/3)が約10％であり，**肺がん患者の2～3％にSVC症候群が生じるとされる．**
- 可能な場合は放射線治療や化学療法を行うが，症状緩和のために以下を検討する(上大静脈症候群の治療アルゴリズムは割愛するが，概ねGrade3以上の重症度，かつ予後が数ヵ月以上見込める症例で，静脈内ステント留置を検討する)．

表Ⅳ-5 上大静脈症候群の重症度分類

Grade	分類	出現率(%)	定義
0	無症状	10	画像上，上大静脈の狭窄を認めるが無症状
1	軽症	25	頭頸部の浮腫，静脈怒張，顔面発赤チアノーゼ
2	中等症	50	嚥下機能障害，咳嗽，視覚障害
3	重症	10	軽度の脳浮腫(頭痛，めまい)，喉頭浮腫(ストライダー)，起立性失神など
4	致死的	5	重度の脳浮腫(錯乱，意識障害)喉頭浮腫(ストライダー)，失神，血圧低下など
5	死亡	＜1	死亡

対応例

①ステロイド(p.137参照)

- SVC症候群は一般的に『oncologic emergency』であるため，「ベタメタゾン(リンデロン®)注 1回16mg」などの高用量を，1日1回午前に投与する．

②静脈内ステント留置

- 特に重症度分類Grade3～4の患者で，緊急性のある症例が適用となる．ステント留置により約80～90%以上の例で，3日以内に迅速な症状緩和が得られるとされる(ただし約10%の患者では再閉塞がみられる)．
- ステント挿入の合併症は概ね10%以下とされるが，静脈還流の急激な再開による心不全や，抗凝固療法に関連した喀血など致命的な合併症が起こる場合があるため，特に終末期患者に対する適用については慎重を要する．

③オピオイド持続注射

- モルヒネを中心としたオピオイドは呼吸困難感を軽減し得る．投与方法については**Ⅳ-1-A，p.144を参照．**

Ⅳ-3-E 悪液質と食欲不振

- **悪液質(カヘキシア)とは，筋肉量の減少に体重減少・食欲不振を伴った慢性疾患による代謝不均衡状態を指す．**悪液質の原因となる慢性疾患では炎症性サイトカインの分泌が亢進し，骨格筋や脂肪の分解が進み，食事摂取量が低下することで筋肉量の減少(サルコペニア)が起こりやすい．**悪液質の患者においては，栄養療法単独では治療効果を得られ難い**ことが特徴である．
- 「サルコペニア」と似た用語に「**フレイル**」があるが，**フレイルは身体能力のほか精神的，社会生活面にも衰えがみられる状態を指しており，加齢による身体的機能の低下や，社会とのつながりの減少などが主な原因**とされる．
- **日本では「悪液質＝がんの終末期」というイメージが強いが，これは誤った理解である．**実際は進行がんで50～80%，重症心不全で5～15%の患者に悪液質が認められ，悪液質があると生命予後，機能，QOLが悪くなるため早期発見と介入が重要である．**悪液質の根治療法は存在しないが，**2021年に欧州臨床腫瘍学会(European Society for Medical Oncology：ESMO)から発表されたがん悪液質の診療ガイドラインでは**栄養サポート，運動，心理的サポートを組み合わせた集学的治療が重要で，部分的な改善や悪化の軽減が期待できる**とされている．

【悪液質の分類】

①Precachexia (前悪液質)

体重減少≦5%，食欲不振(**図Ⅳ-4**)，代謝変化

②Cachexia（悪液質）

体重減少＞5％

またはBMI＜20kg/m^2かつ体重減少＞2％

またはサルコペニアかつ体重減少＞2％

③Refractoy cachexia（不可逆的悪液質）

異化亢進，治療抵抗性の状態，推定予後3ヵ月未満

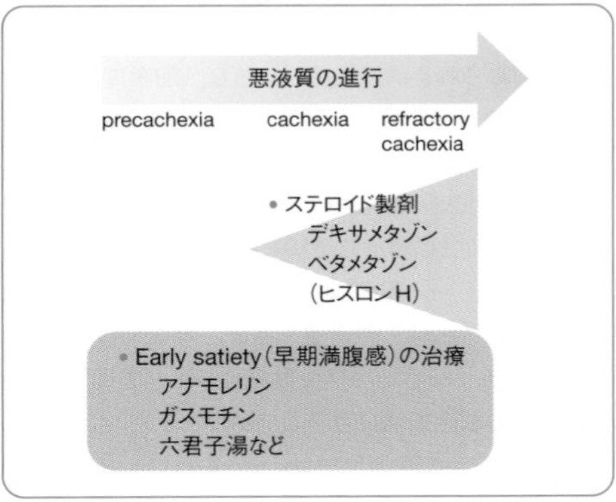

図Ⅳ-4　食欲不振の薬物療法

【マネジメント】

①Precachexia：

「食べるとすぐにお腹がいっぱいになる」，「少し食べるともう十分に感じてしまう」という訴えが多く，これらを「Early satiety（早期満腹感）」と呼び，以下が適応となる（図Ⅳ-4）．

- 停滞気味の上部消化管の動きを促進して，「すぐにおなかいっぱい」の状態を軽減することを目的として，モサプリド（ガスモチン®），ドンペリドン（ナウゼリン®）などが検討される．プリンペラン®も同様の効果があるが，血液脳関門を通過するため長期投与により錐体外路症状（アカシジア，パーキンソン症候群）が出現しやすく，特にパーキンソン類縁疾患では使いづらい．
- EPA製剤のイコサペント酸（エパデール®）：1回900mg（3カプセル）を1日2回，または1回600mg（2カプセル）を1日3回食直後に経口投与．
- Lカルニチン（エルカルチン®），1日1.5〜3gを3回に分割し経口投与．

緩和戦略 Precachexia患者にはグレリンの分泌亢進・受容体数や感受性の増加作用のある六君子湯などを試したい．保険適用病名は限定されるが，適用を満たせばグレリン類似作用のあるアナモレリン（エドルミズ®）を試しても良い．

六君子湯（ツムラ43番）
1回2.5g 1日3回 毎食前．
※補中益気湯や十全大補湯と同じ補剤であるが，より消化器系を整える作用がある．西洋医学的には食欲を調整しているグレリン増加作用を認める．他の漢方製剤と比べると甘草の甘みで飲みやすい．漢方薬は一般的に毎食前で処方することが多いが，食前投与にこだわる必要性は乏しいという説もあり「1日で飲める時にいつでも内服してOK」と説明しておくと良い．

アナモレリン

エドルミズ® (50mg) 1日1回，空腹時に2錠内服(起床時が処方しやすい) ※増量はしない

※2024年1月現在，保険適用病名は非小細胞肺がん，消化器がん(胃がん・大腸がん・膵がん)の悪液質.

※心筋梗塞・狭心症・高度不整脈・うっ血性心不全のある方には原則処方できない．食欲不振に奏功する方は概ね半々，という印象．※臨床試験において，筋肉量がプラセボ群で500g減少．アナモレリン内服群で1kg増加していた.

②Cachexia：

がん悪液質が進行すると六君子湯やアナモレリンの効果がなくなってくるため，ステロイドを処方するタイミングを図る．倦怠感などに用いるのと同様，漸増法または漸減法がある.

ベタメタゾンまたはデキサメタゾン

漸増法：デカドロン® (0.5，4mg)またはリンデロン® (0.5mg) 0.5～2mgを起床時に内服．効果が乏しくなってきたら，有効な投与量まで最大4mg/日まで増量.

漸減法：デカドロン®2～4mgを朝1回で開始し，有効なら効果を維持できる投与量まで減量する．無効なら4mgまで増量し，それでも無効であれば中止する.

漸減法変法：デカドロン® (4mg) 1錠を朝に内服，2～3日で1～2mgに減量．月2回程度まで.

緩和戦略 漸減法変法は，「この日はしっかり食べたい

ものがある日(ご家族の結婚式，友人との食事会など)」などのカンフル剤的な使用法である．

Point **0.5mg錠はベタメタゾン・デキサメタゾンともに発売されているが，4mg錠はデキサメタゾンしか発売されていないため，経口ではデキサメタゾンのほうが処方しやすい(ベタメタゾンでは内服錠数が多くなってしまいがちである)．**

緩和戦略 **ステロイドは60%以上の患者で有意な食欲増加を認めるが，効果は短期的であり2～6週間しか持続しない．**そのため予測される予後が1ヵ月前後に限られていて，感染症や重度の糖尿病がない時にステロイドは有力な選択肢となる．

メドロキシプロゲステロン
ヒスロンH® (200mg錠) 200～600mg 1日3回

- ヒスロンは悪液質患者における有意な食欲増進が示されている(予後延長の効果はないとされる)．欧米では多くのがん腫に使用されているようだが，もともと健常人よりも血栓症に約5倍なりやすいとされる悪性腫瘍の患者では致命的な血栓症を生じる懸念があり，本邦では保険適用の関係もあり処方しづらい(乳がん・子宮体がんの治療では黄体ホルモン製剤として使用されるため，これらのがん腫では選択肢として考えても良いかもしれないが，本邦では一般的にステロイドなどが優先される)．

Column 皮膚瘙痒症

- 皮膚瘙痒症は，発疹を認めないにもかかわらず痒みを訴える病態を指す．痒みを起こし得る器質的な皮膚病変を認めないが，全身の広い範囲に痒みを訴える「汎発性皮膚瘙痒症」は腎不全，肝障害，血液疾患をはじめとする種々の基礎疾患に伴うことが多い．夜間の就眠も阻害され，長期にわたる強い痒みによって患者が受ける苦痛は非常に大きい．
- 痒みの発症機序はいまだ十分には解明されていない．花粉症（季節性アレルギー性鼻炎）やアトピー性皮膚炎の痒みなどに広く用いられている抗ヒスタミン薬が奏功する症例は汎発性皮膚瘙痒症患者の一部にすぎず，対応に苦慮することが多い．

表　汎発性皮膚瘙痒症を惹起する疾患

腎疾患	慢性腎不全，血液透析
肝・胆道系疾患	原発性胆汁性胆管炎，閉塞性胆道疾患，肝硬変，慢性肝炎
内分泌・代謝疾患	甲状腺機能異常，糖尿病，妊娠，閉経後，痛風，副甲状腺機能異常
血液疾患	真性赤血球増多少，鉄欠乏性貧血，悪性リンパ腫，ヘモクロマトーシス悪性腫瘍：悪性リンパ腫，慢性白血病，内臓悪性腫瘍
神経疾患	多発性硬化症，脳血管障害，脳腫瘍，脊髄ろう
精神・心因性	寄生虫妄想，神経症，心因性
その他	AIDS，寄生虫疾患，各種サプリメント，老人性乾皮症（ドライスキン：最多）

表　痒みを誘発する薬剤

オピオイド	モルヒネ，コデインなど
中心系作動薬	ベンゾジアゼピン系，メプロバメート，カルバマゼピン，イミプラミン，バルビタール系など
消炎鎮痛薬	フェノプロフェン，アスピリン，他のNSAIDs，金製剤など
化学療法薬	ブレオマイシンなど
心血管作動薬	カプトリル，エナラプリル，クロニジン，アミオダロン，ドプタミン，キニジン，ジギタリス製剤など
利尿薬	フロセミド，ヒドロクロロチアジドなど
抗菌薬	βラクタム系抗生物質，リファンピシン，ポリミキシンBなど
ホルモン剤	プロゲステロン，エストロゲン，経口避妊薬，デキサメタゾンなど
その他	エトレチナートなど

【マネジメント】

- スキンケア(入浴時の丁寧な洗浄や清潔な衣類，爪は短く切るなど)と，投与されることの多い抗ヒスタミン薬でも改善しない場合，その後の対応に難渋することになる.
- ナルフラフィン塩酸塩(レミッチ®)は「血液透析患者における瘙痒症の改善(既存治療で効果不十分な場合に限る)」が保険適用であるが，オピオイド使用中や，胆汁うっ滞性肝疾患に伴う痒みについても効果があったとの報告がある.
- ミダゾラムなどのベンゾジアゼピン系薬や，ミルタザピンなどの抗うつ薬が効く例もある.
- 他にプレガバリンなどが選択されることもある.

V

精神的苦痛のマネジメント

V-1 基盤となる精神的ケア

- 苦痛を伴う患者のケアでは，積極的な全人的ケア(Total Care)が重要となる．本項ではすべての苦痛に対するケアの「**基盤となる精神的ケア**」について整理しよう(**表V-1**)．
- 精神的苦痛の中には不安，いらだち，孤独，抑うつ，恐れ，怒りなどがある．これらは身体的苦痛や社会的苦痛，スピリチュアルペインと相互に関連し合っており，精神的苦痛のみを取り出してケアできるものではない．**体と心を分断せずにそれぞれの苦痛の関連性を把握し，総体としての苦しみ(Total Pain p.15参照)をわかろうとすることが大切**である．
- 患者や家族を理解しようとしている姿勢を伝え，**表面的な言葉のみに捉われるのではなく，背景にある苦悩や，言葉で表現されない患者の感情を理解しようと努める**．
- 患者の心理面のニーズには，理解されていること，受け入れられていること，自尊心を維持すること，信頼が保たれていること，連帯感があること，などがあるとされる．これらを満たすためには，誠実さ，謙虚さ，感受性を保ちながら日常生活を支える基本的援助を行うことが大切であろう．また苦痛の中にいる患者にとって誰か一人でも医療者に信頼できる人がいることは大きな支えとなり，**信頼関係を形成していくこと，それ自体がケアの基盤となる**．

緩和戦略 ケアの基盤となる信頼関係を形成するため，初対面時の対応は非常に重要である．その中でも，「初診時のはじめの数秒」は特に重要であり，カルテを見ることは一旦やめ，体も患者に向けて診察を開始しよう．カルテとの対話ではなく，患者との対話からすべての診療やケアがはじまるのである．

表V-1　基盤となる精神的ケア

1．信頼関係を構築する
• プライバシーの守られる環境を整え，ベッドサイドに(立ったままではなく)座って対話する • 患者に常に関心を向ける；気持ちをわかろうとしていること，一緒に考えていくことを伝える • 共に時間を過ごし，存在を提供する(being，presence)
2．生きる意味・心の穏やかさ・尊厳を強めるケアを行う
• 生きる意味・心の穏やかさ・尊厳を脅かしている/支えているものについて問いかける • 生きる意味・心の穏やかさ・尊厳を脅かしているものを弱め，かつ，それらを支えているものを強化する
3．現実を把握することをサポートする
• 起こっていることを丁寧に説明し，患者の疑問を明確にする • 苦痛に対してどのようなことを行うのか，具体的に現実的な情報を提供する • どうしても苦痛が緩和されない場合，(適切であれば)最低限，眠れるようにすることはできることを伝える • 希望を維持できるようにする
4．情緒的サポートを行う
• 患者の感情を批判することなくあるがままにしっかりと受け止める • 絶望，孤独，不安，不信，怒りといった否定的な感情をもつことは当然であることを伝え，伝えても大丈夫だという受容的な温かい雰囲気をつくるように心がける • 反映，明確化，要約などの技術；非言語的メッセージ(まなざし，姿勢，声の抑揚)；沈黙(待つ)や身体的接触を用いる

(次ページに続く)

（表Ⅴ-1の続き）

5．おかれた状況や事故に対する認知の変容を促す
• 患者にとっての病気体験について問いかけ，患者自身が意味を探索することをサポートする • 患者の現実と一致しない否定的な認知については変容を試み，自己効力感を高めることを意識する •（患者の知りたい気持ちや状況を慎重に考慮した上で）苦痛はいつまでも続かないことを伝えることを考慮する
6．ソーシャルサポートを強化する
• 家族・友人など患者が必要としている関係を継続できるよう配慮する • 仕事，季節の行事など社会との交流を維持できるように配慮する
7．くつろげる環境や方法を提供する
•「心地良い」と一時でも思えることを探して実践する（※）
8．医療チームをコーディネートする
• 精神科医・心療内科医，心理職，専門・認定看護師，ソーシャルワーカー，宗教家，ボランティアなどの職種との関わりをコーディネートする

※あきらめていた旅行を叶える『トラベルドクター』という，行きたい場所に医師が同行してくれるサービスもある．
https://travel-doctor.jp

V-2 不眠

- 不眠を患者が自分から訴えないことは多い．「満足な睡眠が取れていますか？」などと具体的な問診をすることではじめて判明することもある．睡眠はQOLを維持するための基盤であり，積極的な問診を心がけたい．
- **不眠のタイプには①入眠障害，②中途覚醒(再入眠困難)，③早朝覚醒，④熟眠障害があり，入眠障害と中途覚醒がよくみられる．原因は身体症状，心理要因，環境要因，薬物など多岐に渡り，原因が特定できればその改善に努める．**
- 不眠は対症的な処方をするだけではなく，その原因をアセスメントすることが重要である．特に**痛みなどの身体的苦痛が原因で睡眠が確保されていない場合は，その症状が緩和されることで不眠が改善されるケースをよく経験する．**不安が原因であることによる不眠では睡眠薬よりも抗不安薬が有効である場合も多い．
- ベンゾジアゼピン系の睡眠薬には依存性があるとされるが，予後が短い症例ではQOLを優先して早期に睡眠薬を開始したり，定期で使用することも許容され得る．

Point ブロチゾラム(レンドルミン®) OD錠など口腔内崩壊錠が発売されている薬剤もあり，内服が難しくなってきている場合に使いやすい．非定型抗精神病薬のオランザピンOD錠(もしくはジプレキサ®ザイディス錠)も，主な用途はせん妄や嘔気であるが，利用価値の高い口腔内崩壊錠である．

処方例

〈内服できる場合〉

【中途覚醒に対して】

レンボレキサント（デエビゴ® 錠）

就寝前に5mgを内服．効果不十分な場合は最大10mgまで増量可．中等度以上の肝障害，重度の腎障害，脳障害のある方には2.5mgから開始し，最高5mgまで投与可．

スボレキサント（ベルソムラ® 錠）

就寝前に20mg内服．高齢者では15mg内服．

Point オレキシン受容体拮抗薬であるスボレキサント（ベルソムラ®）とレンボレキサント（デエビゴ®）は，抗不安作用は乏しいがベンゾジアゼピン系と比べて筋弛緩作用や健忘などの副作用が少ない上，せん妄を起こしにくく，転倒や認知機能障害が懸念される高齢者にも使用しやすい．即効性も有しており，特に中途覚醒や早朝覚醒に効果が期待できる．

レンボレキサントのほうがオレキシン受容体2を阻害する働きが強いため睡眠効果が強い上，最高血中濃度の到達時間が短く効果発現が早いため入眠困難に対しても有効性が高いとされる．レンボレキサントのほうが薬価も安く，基本的にレンボレキサントを選択して良い．

緩和戦略 **睡眠薬の第一選択は，レンボレキサント（デエビゴ®）ほぼ一択で良い！ ただしデエビゴ®が体質に合わない患者も一定数おり，次の一手が大切．**

【入眠障害が残存している時】
エスゾピクロン(ルネスタ®錠1, 2, 3mg)などの超短時間型か, **ブロチゾラム**(レンドルミン®錠0.25mg 0.5〜1錠)などの短時間型を追加.

【中途覚醒が残存している時】
レンボレキサント(デエビゴ®錠)やスボレキサント(ベルソムラ®錠)を増量, もしくは**フルニトラゼパム**(サイレース®錠0.5〜1mg)などの中時間型のベンゾジアゼピン系を追加.

Point 中時間型を使用する場合は, 朝の眠気やふらつきがないか注意する. 長時間型は半減期が長く, 転倒を避けるため原則使用しない.

Point 昼夜逆転などの睡眠リズム障害の患者は**ラメルテオン**(ロゼレム®)が奏功する場合もあるが, 効果が出るまでに2週間程度を要することがあり, 即効性は乏しいことに注意.

Point ベンゾジアゼピン系の睡眠薬や抗不安薬は, アルコールと交叉耐性がある. 飲酒歴がある方で睡眠薬が効きづらい場合は, せん妄に使うようなトラゾドンや非定型抗精神病薬の使用を検討する(p.216参照).

【興奮を伴わない程度の不穏(ベッド上でモゾモゾして夜間も寝ないなど)を合併している不眠に対して】
トラゾドン(デジレル®錠またはレスリン®錠)
眠前または夕食後に25〜50mgで開始.
最大150mg/日まで.
※効果が乏しければ, 抗精神病薬に変更する.

Point **ベンゾジアゼピン系(ゾルピデム，マイスリー®を含む)はせん妄の悪化因子になるため，せん妄ハイリスク患者の不眠に対してはせん妄を悪化させないよう，鎮静作用のある抗うつ薬であるトラゾドン(レスリン®，デジレル®)や少量の抗精神病薬を選択する．**
せん妄の項も参照(p.216)．

〈内服できない場合(坐剤)〉

ジアゼパム
ダイアップ®坐剤(4，6，10mg)1回1個
※6mg坐剤が使いやすい．適宜増減する．

ブロマゼパム
セニラン®坐剤(3mg)1回1個
※抗不安薬であるレキソタン®の坐剤．

〈内服できない場合(注射)〉

ヒドロキシジン
アタラックス®-P注(25mg/A)
25～50mgを生食50mLに溶解し，静脈点滴or皮下点滴．または原液を筋注．
※呼吸抑制などの副作用が少なく，安全性が高い．

- ヒドロキシジンは睡眠薬ではなく，副作用である眠気を利用して使用する抗ヒスタミン薬である．「花粉症の薬と同じ安全な成分です」と説明すると，睡眠薬を使いたがらない患者さんにも理解を得やすい．

ミダゾラム
ドルミカム®注(10mg/A)
2.5〜5mgを生食50〜100mLに溶解し，60分程度で静脈点滴または皮下点滴.
※1回2.5mg程度を舌下投与や皮下注射で投与している施設もあり，適用外使用ではあるが，在宅や静脈ルートがない時には使いやすい.

Point ミダゾラムはフルニトラゼパムよりも半減期が短く，用量調節がしやすい. 持続的鎮静にミダゾラムが第一選択薬として使用される理由でもある(Ⅷ-1「鎮静」p.232参照).

フルニトラゼパム
サイレース®注(2mg/A)
0.5〜1mgを生食50〜100mLに溶解し，呼吸数≧10を確認しつつ，60分程度で静脈点滴または皮下点滴.

- 皮下点滴では皮膚刺激を生じることがある.
- 安全のため「入眠したら中止，覚醒したら再開」という指示で使用されることもあるが，「入眠しているか(目をつぶっているだけなのか)」を判断するための声かけをすると目が覚めてしまうこともあり，患者にも看護師にもストレスである.

緩和戦略 呼吸抑制のリスクはミダゾラムよりも高いとされているが，1回投与量0.5〜1mgを超えない範囲で使用する分には過度に心配する必要はない. ただし一晩の最大量は2mg(1A)までとしたい.

V-3 不安・うつ

- 悪性腫瘍患者の約60%に抑うつ症状があり，30%以上に治療が必要な不安・うつを合併するとされ，抗不安薬や抗うつ薬にも習熟しておきたい．薬だけに頼らず，「V-1 基盤となる精神的ケア(p.194参照)」も意識しながら対応すること．
- 予後が限られている例では，抗うつ薬よりも即効性があるベンゾジアゼピン系の抗不安薬が主に使用される．不眠と同様，予後が短い症例では早期の抗不安薬の開始や，定期使用も許容される．

処方例

〈内服できる場合〉

①抗不安薬

ロラゼパム
ワイパックス®錠(0.5～1mg)
不安時0.5mg(～1mg)頓服．もしくは0.5mgを1日2～3回定期内服．最高1日3mgまで．
適用外使用であるが舌下投与している施設もある
※割線が入っておらず，半錠投与はしづらい．

アルプラゾラム
ソラナックス®錠(0.4～0.8mg)
不安時(0.2～)0.4mg頓服．もしくは0.4mgを1日2～3回定期内服．最高1日2.4mgまで．

緩和戦略 薬効が最大となる時間はロラゼパム，アルプラゾラムともに内服後1～3時間であり，1日3回程度の定期投与でも効果が切れて不安の波が大きい場合などは，一般的に作用時間の長い抗うつ薬を検討する．ただし抗うつ効果は使用開始から効能が出るまで2～4週間かかることもあり，効果が出るまでは抗不安薬を併用することも多い．

②抗うつ薬

〈SSRI〉エスシタロプラム
レクサプロ®錠（10mg）夕食後，1錠から開始．
1週間以上の間隔をあけて，5mgずつ増量．
一般に1日15mgまで（最大20mg）

Point SSRIは開始1～2週間以内は抗うつ効果はまだ出ていない時期であるが，腹部不快感などの消化器症状の副作用が出現しやすい．1～2週間で消失するため，処方時に「多少，お腹に副作用が出ても飲み続けて下さい」と説明しておく必要がある．ただし，レクサプロ®は開始から1～2週間で抗うつ効果を実感される例も多い．

〈SNRI〉デュロキセチン
サインバルタ®カプセル（20mg），朝食後20mgより開始し，1週間以上の間隔をあけて，20mgずつ増量．一般に1日40mgまで（最大60mg）

〈NaSSA〉ミルタザピン
リフレックス®錠，またはレメロン®錠（15mg）
眠前7.5～15mgから開始．1週間以上の間隔をあけて15mgずつ増量．一般に1日30mgまで（最大45mg）

Point SNRIはノルアドレナリン作用により，神経障害性疼痛に対する鎮痛補助薬としても作用する．

Point ミルタザピンは鎮静効果が強く不眠が目立つ患者に適しており，眠前に投与する．15mgでは傾眠などの副作用が懸念され，高齢者などでは7.5mgからが開始しやすい．不安に伴う身体症状症にも有効なことがあり，効果発現まで約2～4週間かかるSSRIよりも早く，1週間程度で効果が現れる．

〈内服できない場合〉

- 抗精神病薬の剤形には錠剤・舌下錠・貼付薬・注射などがあり，抗不安薬・睡眠薬・制吐薬が内服できない場合にも選択肢になりえる．
  例：消化管閉塞で内服困難，持続性の嘔気に対してシクレスト® 舌下錠2.5mg 12時間毎，など．

③三環系抗うつ薬

クロミプラミン

アナフラニール® 注(25mg/2mL)

1Aを生食または5%ブドウ糖注射液250～500mLに溶解し，2～3時間かけて1日1回，点滴静注．

1週間以内に効果発現をみるとされるが，期間がかかるため終末期には不向き．

※皮下点滴や筋注では投与できない．

Point 経口投与が困難な時，ジアゼパム(ダイアップ®)やブロマゼパム(セニラン®)などの坐剤は，不眠時だけではなく不安時にも有効な可能性がある(V-2「不眠」p.197参照)．

④非定型抗精神病薬

アセナピン

シクレスト®舌下錠(5,10mg)

眠前2.5～5mg.

※"持続している"不穏や不安，嘔気に対して，1回2.5mgを1日2回から開始．最高1回10mgを1日2回まで．

※割線が入っておらず，半錠投与はしづらい

Point アセナピン(シクレスト®)舌下錠は苦みを訴える方もいるが，5分間で約90％吸収される．

緩和戦略 アセナピン(シクレスト®)舌下錠は保険病名は統合失調症であるため適用外使用になるが，不眠時・不安時・不穏時・嘔気時など多様な用途に使える可能性をもつMARTA製剤(p.93，p.220参照)であり，在宅や消化管閉塞の時などに重宝する．選択肢として常に頭の片隅に置いておきたい貴重な舌下錠である．

ブロナンセリン貼付薬

ロナセン®テープ(20，30，40mg)1日1回貼付．10mg(20mgの半面貼付)から開始し，症状に応じて40mg/日程度まで増量．

※症状が強い場合，20mgで開始することは可．

緩和戦略 **ロナセン®テープは開始して2～3日後には十分な血中濃度に達するとされ，難治性嘔吐や，内服困難時の不安・せん妄，認知症の周辺症状(適用外使用)に対しても有用な選択肢となる．**

Ⅵ

スピリチュアルペインのマネジメント

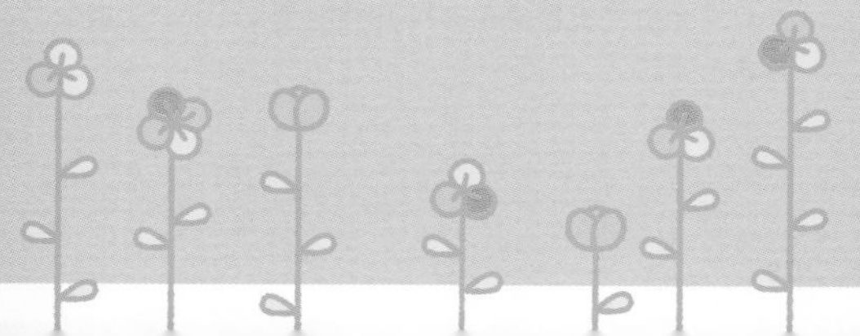

Ⅵ-1 スピリチュアルペインとは

「スピリチュアリティ」は人としての尊厳や生活の質(quality of life：QOL)の本質的な概念であり，緩和ケアの全人的視点からも理解は不可欠である．

スピリチュアリティの定義として明確に定まったものはないが，人生の意味や目的，赦し，愛情と関係，希望，創造性，宗教的な信条など多様な要素が含まれた概念であり，スピリチュアルペインはそれらの喪失や探求によって苦悩している状態である．

スピリチュアルケアを理解するためには「存在とは，生きる意味とは何か」といった哲学的・倫理的な問いに深く向き合う必要があるが，医療者自身に大きな喪失体験がない場合，それは経験したことのない想像の領域となり理解は難しくなる．**単に身体的苦痛に薬剤を投与するだけの一面的な緩和医療から，根源的な苦悩も和らげる真の緩和ケアへ．ここには長い道のりが存在することを肝に命じよう．**

本章では，国内で比較的多く使用されている村田久行 氏の「意識の志向性」を基盤とした『**自己の存在と意味の消滅から生じる苦痛**』をスピリチュアルペインの一つの定義として紹介しつつ，臨床現場での対応法を中心に記述することとする．

Point スピリチュアルペインを，『つらさの「意味」を見出だせない苦悩』とシンプルに定義する考え方もあり，家族や支援者との「関係性」で支えることを基本とする．

【村田理論のスピリチュアルペインの捉えかたと例】

定義：**『自己の存在と意味の消滅から生じる苦痛』**

→以下の３つの視点が大切

①時間存在（将来の希望）の視点

未来（すなわち希望）の喪失など．

患者の意識が，自己の生の限界と将来の喪失に向けられた時，患者は世界と自己の生が無意味，無目的，不条理だと感じることに苦しむ．

表現例：「いずれ死ぬなら，何をしても意味がない」，「こんな状態なら，早く楽に死なせてほしい」

②関係存在（支えとなる関係）の視点

他者との関係性を失う恐怖など．

死が近づくことにより患者の意識が，他者との関係の断絶や別れに向けられる時，患者は自己の存在と意味の消滅，孤独感，空虚感に苦しむ．

表現例：「死んだら何も残らない」，「誰にも必要とされておらず，孤独を感じる」

③自律存在（自己決定できる自由）の視点

衰弱・障がいに伴う無力感など．

患者の意識が自己の不能から生産性を失い，人の役に立てないことに向けられた時，患者は自己の存在が無力で無価値であり，さらに他者に依存しなければならないことで自律性が奪われ，負担と迷惑をかけてしまうと感じることに苦しむ．

表現例：「動くことも，食べることすらできない」，「人の迷惑をかけて生きていることがつらい」

【精神的苦痛とスピリチュアルペインの違い】

「精神的苦痛とスピリチュアルペインの違いがわかりません」という質問はたびたび受けるが，両者を区別する必要性は，“その対応が異なるから”に他ならない．

たとえば「治療のことが気になって，よく眠れません」という訴えは一般的に不安・不眠と考えられ，抗不安薬などを投与することで睡眠を確保できる可能性のある「精神的苦痛」と捉えられる（もちろん傾聴する中でスピリチュアルペインの混在が明らかになることもある）．

一方，「なぜ自分だけが死ななければならないのでしょうか？」などという『自己の存在や意味の消滅』に関する問いには，うつなどの合併がなければ原則として投薬は有効ではない．

筆者が緩和ケアの学びを始めた当初，大雑把ではあるが「不眠・うつなどの精神的苦痛と異なり，**スピリチュアルペインは薬では対応できないもの**」と捉えると，導入としては理解しやすかった．

スピリチュアルペインは大病を患ったり死に直面した時だけではなく，困難に直面した時など様々な場面で生じることがあり，緩和ケアの対象となる患者だけが抱くものではない．

- 親から愛されずに虐待を受けた子ども
- 障がいを抱えて生きることになった成人
- 最愛の人と死別した家族
- 徐々に衰弱し動けなくなった高齢者，など

つまり支援者も含め，誰でも直面する可能性がある苦しみである．支援者は患者と同じ苦痛を体験はできないが，（患者と自分は異なる存在であることを認識しながら）自身の体験も参考にして想いを寄せることは，スピリチュアルペインを理解する第一歩と

なる．その意味でも自己を研鑽し教養を深める姿勢を持ち続けることが重要であり，映画や文学などに感動して感性を磨くことも理解の助けになるだろう．

Point **時間存在，関係存在，自律存在の３つの柱がバランスを失う時，人間はスピリチュアルペインを感じるとされる．**それぞれをアセスメントして「柱」を**修復**したり，他の「柱」を**強固**にすることでスピリチュアルケアを行うことができる(**図Ⅵ-1**)．

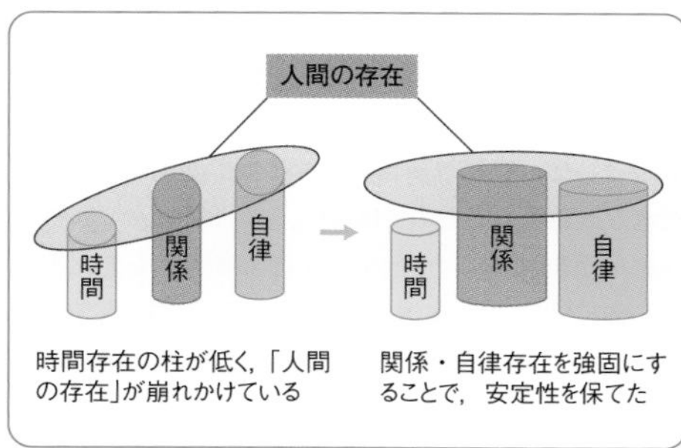

人間の存在
時間
関係
自律
時間
関係
自律
時間存在の柱が低く，「人間の存在」が崩れかけている
関係・自律存在を強固にすることで，安定性を保てた

図Ⅵ-1　村田理論的視点からのスピリチュアルケア

緩和戦略 痛みなどの身体症状が強い状況では，「こんなにつらいならもう死んでしまいたい！ 生きている意味なんかない…」などというスピリチュアルペインが生じることは当然である．**シシリー・ソンダース(p.15)も，「身体的苦痛が存在する時は，まずはその緩和を優先すべき」と述べている．症状が緩和されることに伴ってスピリチュアルな訴えが消失するケースは非常によく経験する．薬剤を処方できる唯一の職種である，医師の責任は極めて大きい．**

Ⅵ-2 スピリチュアルケアの基本的な姿勢

「痛みでつらい」，「眠れない」などといった身体的苦痛や精神的苦痛には，薬剤が有効であることも多い．胸水・腹水貯留には直接的な穿刺・排液が効果的なこともあるだろう．

しかしスピリチュアルペインは，薬剤の投与や手技（Doing）によって解決できるものではなく，『そこにい続ける（Being）』という視点を持ちながら，患者の感情を傾聴する姿勢を基盤に関係性を構築することが望まれる．無理に自分の考えを述べる必要はないが，患者に共感だけしていれば良いというものでもない．**前提として，スピリチュアルペインは関係性の薄い支援者が改善できるものではない．**スピリチュアルペインという現代医学が特段に有効な解決策をもたない苦しみにおいて，**支援者と患者は"決定的な解決策をもたない"という意味で対等**と考えるべきなのかもしれない．

「お気持ちはよくわかります」など，時に安易にさえ聞こえてしまう「私はあなたのことを理解しています」という表面的な発言は，たとえ患者のことを思って述べた言葉でも，「この病気の苦しみは自分にしかわからないはずなのに，軽々しく"わかる"などといってほしくない！」という患者側の負の感情を揺り動かすことになりかねない．

支援者自身が「自分という存在と意味」について日常から考え続ける姿勢が基盤であるし，「自分は病気を体験したことがなく同じような苦痛を真に理解はできないかもしれないが，だからといって突き放しもしない」というような『患者の苦しみや心に適度な距離感で居続け

る』ことを重視する姿勢が肝要である.

最終的に問いの答えをみつけるのは患者自身である. たとえ生命が尽きる瞬間まで答えがみつからなかったとしても, それはその人の人生の1シーンなのだから, 「それも含めてその人らしい人生だった」といえる場合もあるだろう. いずれにせよ**それまでに蓄積された関係性によって対応は変わるし, 物語の途中でも患者の心情は変化していくことが多い.** 一喜一憂しすぎないバランス感覚や, 冷静な観察も支援者には求められる.

繰り返しになるが, 答えの出ない問いに苦悩する患者でも『そばにいる(Being)』, という支援がスピリチュアルケアの基本姿勢である.

このようなケアには多大な忍耐を要するが, 「あの患者さんは対応しづらいから」などという短絡的な医療者側の陰性感情からケアが疎かになる状況だけはあってはならない. 忍耐なきケアは, "患者とともにスピリチュアルペインを乗り越える"という, 支援者としてかけがえのない成長の機会を失うことにつながるだろう.

Point 傾聴に関しては, 環境がゆるせば心理職, 臨床宗教家, ボランティアなどの力を借りることが有用とされる. 答えの出ない難題に対して, 担当する主な医療者(特に臨床経験の浅い医師や看護師)が1人で抱え込まないでしまわないよう, 配慮することが大切である(**多職種でのチームアプローチを心がける**).

緩和戦略 **〈スピリチュアルケアの基本的対応〉**

「V-1 基盤となる精神的ケア(p.194参照)」を基

本としながら，スピリチュアルペインに影響している要因を明らかにしつつ(村田理論の関係性，自律性，時間性の軸など)，アセスメントしていく．現在スピリチュアルペインがなくても病状が切迫していく中で変化する可能性は常にあるため，安定している時でも包括的なアセスメントは継続する．

アセスメントに基づいたケア計画を立案し，基盤となる精神的ケアに加え，患者固有のスピリチュアルペインに対しての支援を強化する(例：信頼する家族の宿泊による付き添いを許可する，心理職の介入を求める，可能なら臨床宗教家への依頼など)．いずれにせよ病状の進行や死の受け入れを目標とはせず，ありのままの患者をサポートするように努めよう．

現実的なものであれば問題を改善するような対策を考えることも必要であるが，非現実的な場合は根底の感情を同定し，受け入れやすい方法があるかを患者・家族と共に模索しよう．

スピリチュアルケアこそ，緩和ケアの真髄である．

Ⅶ

せん妄

Ⅶ-1 せん妄

- せん妄とは，種々の身体疾患，薬剤などによって生じる急性の意識障害を主とした精神神経症状の総称である．**終末期がん患者の30～40％に合併するが，死亡直前期には約90％のがん患者でせん妄が生じる**ことから，その予防や対応の重要性は語り尽くせない．**家族においては介護の強いストレスとなるため，在宅療養継続を妨げる大きな因子にもなる**ことを認識しよう．
- **せん妄がもたらす影響は，危険行動による事故，コミュニケーションの妨げ，家族の不安の増長，各種症状の評価が困難になる，患者の意思決定と同意の問題，医療スタッフの疲弊，入院期間の長期化など，多方面にわたる．**

緩和戦略 **せん妄の症状は睡眠覚醒リズムの障害と注意力低下が最も多い（表Ⅶ-1）．**つじつまの合わない会話

表Ⅶ-1　せん妄の症状

精神・行動症状	頻度（%）	認知機能障害	頻度（%）
睡眠覚醒リズムの障害	97	**注意力低下**	97
多動・寡動	62	長期記憶障害	89
言語障害	57	短期記憶障害	88
思考経路障害	54	視空間認識	87
情動不安定	53	失見当識	76
幻覚	50		
妄想	31		

や失見当識はわかりやすいが，不眠や視線が合わないこと（注意力低下）も高頻度に生じる症状であり，注意して観察していないと見逃す．過活動型せん妄だけでなく，低活動型せん妄にも留意しよう．

表Ⅶ-2　せん妄の発症・増悪因子

直接因子（身体的原因）	**感染（肺炎，尿路感染など）** 脳疾患（脳転移など） **薬剤（オピオイド，ステロイドなど）** 代謝異常（高Ca血症など） 低血糖，低酸素血症など **臓器不全（腎・肝不全など）**
準備因子（素因）	高齢，認知症，脳血管性疾患の既往など
促進因子（誘発要因）	**入院による環境変化（身体拘束・強制臥床などが加わるとさらに増悪しやすい）** 心理的ストレス 痛みなどの身体症状 感覚遮断による睡眠・覚醒リズム障害

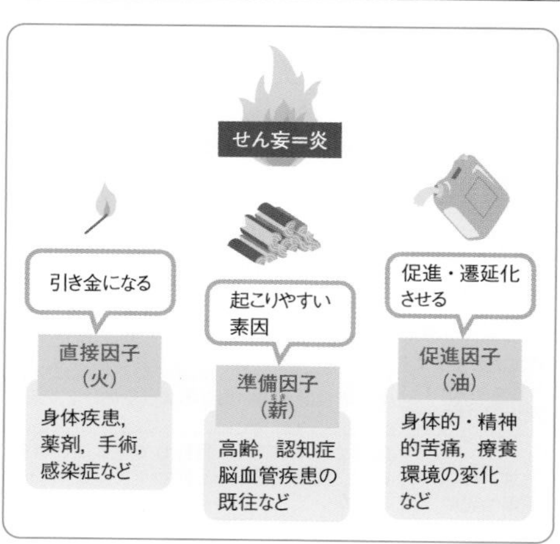

図Ⅶ-1　せん妄の３因子

Ⅶ せん妄

せん妄は準備因子・促進因子があるハイリスク症例に(認知症の入院患者など)，直接因子が加わった場合に発症しやすい(**表Ⅶ-2，図Ⅶ-1**).

緩和戦略 オピオイドやステロイドなどの薬剤，感染，脱水，悪液質(p.185参照)，臓器不全などによるせん妄が多い. **逆に感染症などが改善している途中でせん妄を発症した場合は，「別の直接因子が生じた可能性が高い」と考えて慎重に評価しよう.**

表Ⅶ-3　せん妄の治療

a 医学的管理

原因の同定と治療	**原因薬剤(ベンゾなど)の中止・減薬・変更** 電解質などの検査，身体的原因の治療 せん妄に対する投薬内容の検討
行動の危険性評価・安全性確保	危険物の撤去(どうしてもルートが抜去できない場合は衣服の中を通す，手の届かない位置にするなどの工夫を行う)，身体抑制はなるべく避け，転落防止のためベッドを壁に寄せたりソファーをベッドに近づけて床に落ちないようにする工夫など

b 環境的・支持的介入

環境的介入	照明の調整(昼・夜のメリハリをつける，夜間は真っ暗にせず薄明かりにする) **日付や時間の手がかり(カレンダーや大きな時計)を患者から見やすい場所に置く** 眼鏡，補聴器の使用 **親しみやすい環境を整える**(家族の面会頻度や時間を増やす，家族などの写真を置く，自宅で患者が使用していたものを使用する)
見当識のオリエンテーションを繰り返し行う	場所，日付や時間，起きている状況について患者自身が思い出せるよう手助けをする
家族への適切な説明	病態の説明(家族は混乱していることが多いが，性格が根本から変わってしまったのではないこと，親しみやすい環境作りを進める理由などを丁寧に説明する)

せん妄のマネジメントは**表Ⅶ-3**に示すように原因の同定とその治療や抗精神病薬の投薬だけではなく，危険性の評価や安全確保，環境調整，家族への（事前の）適切な説明などが重要である．

Point **終末期であってもせん妄の20～50%は回復可能**であったとの報告もある．せん妄は治療できる可能性が高い病態でもあり（**表Ⅶ-3**），「終末期せん妄なので改善できなくても仕方がない」などと安易に判断しないことが大切．

処方例

〈内服できる場合〉

［糖尿病がない場合，特に夜間せん妄に］

クエチアピン

セロクエル®（25mg）1錠を眠前もしくは夕食後．1日2回まで同量を追加可，それ以上必要な場合は定時薬に，前日の追加分を上乗せしつつ調節．

※体格が小さい方や，せん妄が軽度の場合などは12.5mgから開始しても良い．

※本邦では糖尿病に対して相対禁忌とされるが，終末期では予後が短いため高血糖緊急症にならない程度であれば許容される．

［糖尿病がある場合］

リスペリドン

リスパダール®内用液（0.5mg）1包を眠前もしくは夕食後．1日2回まで同量を追加可，それ以上必要な場合は定時薬に，前日の追加分を上乗せしつつ調節．

緩和戦略 せん妄に対し抗精神病薬を開始し状態が安定した後も減量しないと，恒常的に内服することになってしまいアカシジアなど錐体外路症状を中心とした副作用リスクにつながる．減量可能な状態なった時は積極的に減量・中止（頓服への変更）にトライしよう．

［長時間続くせん妄に］

オランザピン

ジプレキサ® 錠（2.5～5 mg）眠前もしくは夕食後．1日10 mgまで．

※本邦では糖尿病に対して相対禁忌とされるが，終末期では予後が短いため高血糖緊急症にならない程度であれば許容される．

緩和戦略 オランザピンは半減期が33時間と長いため頓用では使用しづらいが，（夜間だけでなく）長時間続くせん妄や持続的な嘔気（IV-2-A p.157参照）に有効性が高い．また口腔内崩壊錠も発売されていて非常に使いやすく，習熟したいMARTA製剤である．

Point 夜の早い時間に定期的に夜間せん妄が出る患者では眠前や夕食後の内服では間に合わずにせん妄が発症してしまい，内服自体が困難になる場合もある．夕食前に内服する場合もあるが，誤嚥につながらないよう状況に応じて内服タイミングや食事時間を調整しよう．

〈内服できない場合〉

ハロペリドール注

セレネース®注(5mg/1mL) 2.5～5mgを生食50mLなどに溶解し，30～60分で静脈点滴or皮下点滴で投与．1日2回まで同量を追加可．

※呼吸抑制は起きにくいとされているが，連日投与しているとアカシジアなどの錐体外路症状が出現しやすい．またパーキンソン病やパーキンソン症候群では症状が悪化することがあり禁忌とされている．

※0.25～0.5mL程度を皮下注射で投与している施設もある．

緩和戦略 ハロペリドールは催眠作用が強くないため，せん妄患者に使用しても睡眠が確保されないことはよく経験するが，抗ヒスタミン薬であるアタラックス®P (25～50mg)を混注して投与すると睡眠が確保されやすい．アタラックス®Pの混注でも睡眠が確保できない場合は，ミダゾラムやフルニトラゼパムなどの混注も検討しよう(〈上記でも治療抵抗性のせん妄の場合〉p.223を参照)．

オランザピン注

ジプレキサ®注(10mg/1V) 2.5～5mgを皮下注射，もしくは生食50mLなどに溶解し30～60分で静脈点滴or皮下点滴で投与．1日2回まで追加投与可．

最高1回10mgを1日2回まで．

アセナピン舌下錠
シクレスト® 舌下錠(5,10mg)
眠前5〜10mg.
※"持続的な"不穏や嘔気に対して，1回2.5mgを1日2回舌下投与．最高1回10mgを1日2回まで．
※割線が入っておらず，半錠投与はしづらい

Point アセナピン(シクレスト®)舌下錠は苦みを訴える方もいるが，5分間で約90%吸収される．

ブロナンセリン貼付薬
ロナセン® テープ(20，30，40mg) 1日1回貼付．10mg (20mgの半面貼付)から開始し，症状に応じて40mg/日程度まで増量．
※症状が強い場合，20mgで開始することは可．

緩和戦略 **ロナセン®テープは2〜3日後には十分な血中濃度に達するとされ，難治性嘔吐や，内服困難時の不安・せん妄，認知症の周辺症状(適用外使用)に対しても有用な選択肢となる．**

ジアゼパム
ダイアップ® 坐剤(4〜10mg) 1回1個．
※どの用量を選択するかは悩ましいが，筆者は6mgが使いやすいと感じる．

ブロマゼパム
セニラン® 坐剤(3mg) 0.5〜1個．
※抗不安薬であるレキソタン® の坐剤．

Point ベンゾジアゼピン系薬はせん妄を惹起することもあるが，せん妄治療のベースは抗精神病薬であるものの，鎮静など決め手となる薬剤としてはベンゾジアゼピン系が重用されている．

Point 参考まで，統合失調症患者を対象とした抗精神病薬の等価換算比（**表Ⅶ-4**，p.226）は，『クエチアピン：リスペリドン：オランザピン：ハロペリドール（注射）≒66：1：2.5：1』とされている．

〈上記でも治療抵抗性のせん妄の場合〉

■単回投与

ハロペリドール

セレネース®注（5mg/1mL）2.5～5mg
に**フルニトラゼパムorミダゾラム**を追加

サイレース®注（2mg/1mL）0.5～1mg
orドルミカム®注（10mg/2mL）2.5～5mg

「ハロペリドール＋上記2剤のうちどちらか（フルニトラゼパムorミダゾラム）」を生食100mLに混注し，30～60分で静脈点滴or皮下点滴（呼吸数≧10に注意して観察）．1日2回程度まで．

※フルニトラゼパム注は呼吸抑制による死亡例が報告されたことから投与中は酸素飽和度や呼吸数などのモニタリングを求められることが多く，終末期患者にはやや使いにくい．

クロルプロマジン

低濃度コントミン®注（10mg/2mL）5～10mgを生食50mLなどに溶解し，30～60分かけて静脈点滴で眠前に投与(皮下点滴は局所壊死を起こすことがあるとされるが，国内では持続皮下注で用いている施設もあり，皮下投与しか選択できない場合は選択肢となる) 1日2回程度まで.

※クロルプロマジン注は血圧低下の副作用があるため，血圧が下がったら亡くなる可能性があるような状況では使用しないほうが無難.

※10mg/2mLと25mg/5mLの低濃度コントミン®注と，50mg/5mLの高濃度コントミン®注が発売されていることに注意.

レボメプロマジン

レボトミン®注(25mg/1mL) 12.5～25mgを生食50mLなどに溶解し，30～60分かけて静脈点滴or皮下点滴で眠前に投与．1日2回程度まで.

■持続皮下 or 持続静脈投与

低濃度クロルプロマジン

低濃度コントミン®注(25mg/5mL) 2A
+リンデロン(2mg/0.5mL) 0.5A
0.10～0.80mL/時(12～96mg/日)

高濃度クロルプロマジン

高濃度コントミン®注(50mg/5mL) 2A
+リンデロン(2mg/0.5mL) 0.5A
0.05～0.80mL/時(12～192mg/日)

緩和戦略 クロルプロマジン注で発赤・硬結が出現したり，悪心・嘔吐が合併している場合はレボメプロマジン注へ変更すると良い.

レボメプロマジン(4倍希釈)

レボトミン®orヒルナミン®注(25mg/1mL) 2A
＋生食6mL＋リンデロン(2mg/0.5mL) 0.5A
0.05～0.80mL/時(7.5～120mg/日)で持続皮下or持続静脈注射で投与.
※流量の目安は,「高濃度クロルプロマジン原液≒レボメプロマジン4倍希釈」.

レボメプロマジン(2倍希釈)

レボトミン®orヒルナミン®注(25mg/1mL) 5A
＋生食5mL＋リンデロン(2mg/0.5mL) 0.5A
0.05～0.80mL/時(15～240mg/日)で持続皮下or持続静脈注射で投与.
※以下のように日中は少なめ・夜間は多めに投与することで,日中の過鎮静を防ぐことができる.
日中：(6～18時など) 0.05～0.20mL/時
夜間：(18～6時など) 0.20～0.80mL/時
効果不十分な時, 0.10mL/時ずつ増量可.
早送りは0.20mL/回(60分あけて追加投与可).

Point 原因に対処するとともに,薬剤を投与してもせん妄が落ち着かない場合,家族の「コミュニケーションを取りたい」,「おだやかに過ごしてほしい」などという気持ちや予後と相談しながら,夜間のみの間欠的鎮静もしくは持続的鎮静が選択肢になることもある.慎重さを要する行為であり,鎮静の項をよく参照してほしい(p.232).

表Ⅶ-4　抗精神病薬の等価換算比

一般名	代表的な商品名	換算量
クロルプロマジン	コントミン®, ウインタミン®	100 (基準mg)
レボメプロマジン	ヒルナミン®	100
クエチアピン	セロクエル®	66
リスペリドン	リスパダール®	1
ペロスピロン	ルーラン®	8
オランザピン	ジプレキサ®	2.5
アセナピン	シクレスト®	2.5
ブロナンセリン	ロナセン®(錠)	4
ブロナンセリンテープ	ロナセン®テープ	20
アリピプラゾール	エビリファイ®	4
チアプリド	グラマリール®	100
ハロペリドール	セレネース®	2

※せん妄ではなく統合失調症を対象としており，参考値.

Column アカシジア・むずむず脚症候群

“アカシジア”は「静座不能症」とも呼ばれ，不安焦燥感や内的不隠を伴う「じっとしていられない，座っていられない」状態である．「自殺したいくらいつらい」こともある病態で，気づかなければ患者が苦しみ続けることになるため，最近新たに開始もしくは増量された薬剤はアカシジア出現後から6週間前までさかのぼって被疑薬として検討する必要がある．知識があれば早期に気づくことができるため，習熟しておこう．

【アカシジアの症状】

- 「体や足がソワソワして，動かしたくなる」
- 「横になっていられず，動きたくなる」
- 「じっと座っていられず，歩きたくなる」など

【アカシジアの治療】

薬剤誘発性のアカシジアが発症した場合には，対応として中枢性抗コリン薬であるビペリデン(アキネトン®錠・注)やトリヘキシフェジル(アーテン®錠)，またはベンゾジアゼピン系薬剤であるジアゼパム®(セルシン®，ホリゾン®錠・注)やクロナゼパム(リボトリール®，ランドセン®錠)などの投与が有効である．ビペリデンの注射製剤は治療的診断目的でも用いられる．

例：**アキネトン®注(5 mg/1 mL) 1 Aを筋肉注射．**

次に可能な範囲で原因薬物の減量，中止を行う．抗精神病薬では一般的に高力価・高用量の場合に

アカシジアが出現しやすいことが知られているため，非定型抗精神病薬の弱力価のものに置換するか，できるだけ減量する．

アカシジアを直接支持する検査所見はないが，血清フェリチンの低下(25ng/mL以下は赤信号，50ng/mL以下は黄信号)が促進因子として指摘されている．

【アカシジアとむずむず脚症候群の鑑別】

むずむず脚症候群(restless legs syndrome：RLS)は，主に安静時や就眠時に悪化し，多くは下肢の深部に「むずむずする」，「虫が這うような」，「ちくちく刺されるような」，「ひっぱられるような」などと表現されるような不快感と睡眠障害をきたすことを特徴とする症候群である．

これらの異常感覚は動かすと消失しやすく，患者は下肢をばたばたと動かしたり，屈伸を繰り返したり，締め付けたりこすったりする．症状が強い場合は一晩に何度も起き上がって歩き回ることもある．すなわち，**安静時の悪化が特徴である．**

アカシジア・むずむず脚症候群とも，体を動かさずにいられないといった運動亢進への傾向を有することなど類似点が多いため，両者の相違は古くから問題とされてきた．**むずむず脚症候群では下肢の異常感覚が一次症状として存在し，症状は夜間就眠時の眠気が訪れてくる時間帯に発現しやすく入眠困難をきたすといった特徴があるのに対して，アカシジアでは眠気と関係なく日中でもじっとしていることができず，運動への強い衝動が一次症状となる**ことが鑑別のポイントである．

表　アカシジアを引き起こす可能性のある薬剤

・抗精神病薬
フェノチアジン系：プロクロルペラジン，クロルプロマジン，ペルフェナジンなど ブチロフェノン系：**ハロペリドール**など ベンザミド系：**スルピリド**，チアプリドなど 非定型抗精神病薬：**リスペリドン**，**オランザピン**，**クエチアピン**，ペロスピロン，アリピプラゾールなど
・抗うつ薬
三環系：アミトリプリチン，アモキサピン，イミプラミン，クロミプラミンなど 四環系：マプロチリン，ミアンセリンなど その他：**スルピリド**，トラゾドンなど SSRI：パロキセチン，**セルトラリン**，フルボキサミンなど SNRI：ミルナシプランなど
・抗けいれん薬・気分安定薬：バルプロ酸など ・抗不安薬：タンドスピロンなど ・抗認知症薬：**ドネペジル**など ・消化性潰瘍用薬：ラニチジン，ファモチジン，**スルピリド**など（**ランソプラゾール**などのPPIでもアカシジアを生じた報告がある） ・消化器用薬：ドンペリドン，**メトクロプラミド**，オンダンセトロン，モサプリドなど ・抗アレルギー薬：オキサトミドなど ・血圧降下薬：ジルチアゼム，メチルドパなど ・抗腫瘍薬：イホスファミド，カペシタビン，カルモフール，テガフール，フルオロウラシルなど ・その他：ドロペリドール，インターフェロンなど

※**太字**は筆者の使用頻度が高い薬剤.

Ⅷ

鎮静

Ⅷ-1 鎮静

緩和戦略 鎮静とは，様々な苦痛緩和を図っても治療抵抗性の苦痛が存在し，患者（もしくは代理意思決定者）の合意が得られる時に（原則，死亡前の数日以内）検討される『緩和医療の最終手段』である．

- 日本緩和医療学会の「がん患者の治療抵抗性の苦痛と鎮静に関する基本的な考え方の手引き（以下，「手引き」）」が，2023年に改訂された．
- この「手引き」の中で，**「苦痛緩和のための鎮静とは，患者の意識の低下を意図するかしないかにかかわらず，『治療抵抗性の苦痛を緩和することを目的として鎮静薬を投与すること』」と定義**されている．**つまり苦痛の緩和が重要なのであって，「意識の低下それ自体が目的ではない」とする考え方である．**

Point **「鎮静の対象となる治療抵抗性の苦痛」の原因は，せん妄54%，呼吸困難30%，精神的苦痛19%，痛み17%，嘔吐5%**などとなっている．

- 鎮静は慎重を要する行為であり，実施に当たっては「手引き」もよく参照してほしい（**表Ⅷ-1〜3**，**図Ⅷ-1**）．

【治療抵抗性の苦痛の定義】

「治療抵抗性の苦痛」とは『患者が利用できる緩和ケアを十分に行っても患者の満足する程度に緩和することができないと考えられる苦痛』を指し，**治療抵抗性であると判断されるには，①すべての治療が無効である，あるいは②患者の希望と全身状態から考えて，予測される生命予後までに有効で，かつ合併症の危険性と侵襲を許容できる治療手段がないと考えられること**が必要である．

表Ⅷ-1 「鎮静の分類」の定義

間欠的鎮静		鎮静薬によって一定期間(通常は数時間)意識の低下をもたらしたあとに鎮静薬を中止して，意識の低下しない時間を確保しようとする鎮静(主に夜間に行う)
持続的鎮静	調節型鎮静	苦痛の強さに応じて苦痛が緩和されるように鎮静薬を少量から調節して投与すること
	持続的深い鎮静	中止する時期をあらかじめ定めずに，深い鎮静状態となるように鎮静薬を調節して投与すること

※原則として，「持続的深い鎮静」ではなく「調節型鎮静」を選択し，可能な限り最期までコミュニケーション能力を残せるように尽力すること！

表Ⅷ-2 持続的鎮静の2つの方法の長所／短所

	長所	短所
調節型鎮静	コミュニケーションできる可能性がある	苦痛緩和が十分に得られない可能性がある
持続的深い鎮静	確実な苦痛緩和が得られる可能性が高い	(意図されて)コミュニケーションできなくなる

Ⅷ 鎮静

【鎮静薬の定義】

一般的に「中枢神経系に作用し興奮を鎮静する薬物」を指すが，「手引き」では臨床で使用される頻度の高い以下の薬剤が“鎮静薬”として提示されている．

- ミダゾラム(ドルミカム®注射薬) 第一選択
- フルニトラゼパム(サイレース®注射薬)
- ジアゼパム(ダイアップ®坐剤)
- ブロマゼパム(セニラン®坐剤)
- フェノバルビタール(フェノバール®注射薬，ワコビタール®坐剤)

※オピオイドは鎮静薬には含まれず，鎮静目的には投与しないことに留意しよう．

表Ⅷ-3　持続的な鎮静薬の投与を行う要件

相応性	苦痛緩和を目指す選択肢の中で，鎮静が相対的に最善と判断される すなわち，苦痛の強さ，治療抵抗性の確実さ，予測される生命予後などから考えて，持続的な鎮静薬投与は妥当である
医療者の意図	1)医療チームは鎮静を行う意図が「苦痛の緩和」であることを理解している 2)鎮静を行う意図(苦痛緩和)からみて適切な薬剤，投与量，投与方法が選択されている
患者と家族の意思	1)患者 ①**意思決定能力がある場合**： 必要な情報を提供された上での苦痛緩和に必要な鎮静を希望する意思表示がある ②**意思決定能力がないとみなされた場合**： 患者の価値観や以前の意思表示に照らして，患者が苦痛緩和に必要な鎮静を希望することが推測できる 2)家族がいる場合には，家族の同意があることが望ましい
チームによる判断	1)医療チームの合意がある．多職種カンファレンスを行うことが望ましい． 2)意思決定能力，苦痛の治療抵抗性，および患者の予後予測について判断が困難な場合，適切な専門家(緩和医療医，精神科医，心療内科医，麻酔科医，腫瘍医，専門看護師など)にコンサルテーションすることが望ましい

- **以下のような対応をすべて行っても症状の緩和が得られない場合，「治療抵抗性の苦痛」と判断する．**

【治療抵抗性の「呼吸困難」と判断する目安】

☑呼吸困難の原因を同定し，対応可能な原因に対する治療を十分に行っている．

☑呼吸困難を悪化させている身体的・心理社会的要因の改善とケアを十分に行っている．

☑オピオイド(モルヒネなど)を有害事象が出ない範

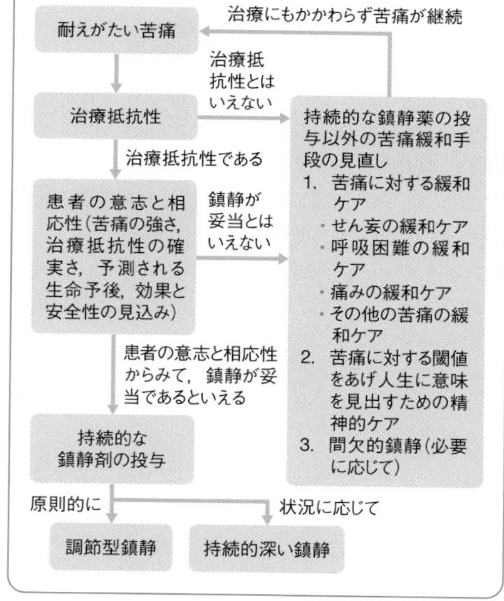

図Ⅷ-1　治療抵抗性の耐えがたい苦痛が疑われた場合の基本的な考え方のフローチャート

囲で増量している.

☑**オピオイドに加え, 少量のベンゾジアゼピン系薬を併用している(ミダゾラム10mg/日以下など).**

☑非薬物療法を十分に行っている(送風, 環境整備, 低酸素血症を伴う場合の酸素療法など).

☑基盤になるケア(苦痛に対する閾値を上げ, 人生に意味を見出すための精神的ケア)を十分に行っている.

【治療抵抗性の「痛み」と判断する目安】

☑痛みの原因を同定し, 対応可能な原因に対する治療を十分に行っている.

☑オピオイドの痛覚過敏について除外している.

☑非がん性疼痛についての対応を十分に行っている.

☑痛みを悪化させている身体的・心理社会的要因の改善とケアを十分に行っている.

☑オピオイドの不適切使用(不安, 焦燥感, 不眠などの心理社会的要因や, 倦怠感などの他の身体症状での使用)について十分に対応している.

☑オピオイドを有害事象が出ない範囲で増量している.

☑オピオイドスイッチングを行い, 有害事象が出ない範囲で増量している.

☑オピオイドの投与経路の変更(持続皮下投与・持続静脈内投与)を行い, 有害事象が出ない範囲で増量している.

☑非オピオイド鎮痛薬(NSAIDs・アセトアミノフェン)の使用・増量を検討している.

☑鎮痛補助薬の使用について検討している.

☑メサドンの使用について検討している.

☑放射線治療の適応について検討している.

☑IVRの適応について検討している.

☑神経ブロックの適応について検討している.

☑基盤になるケア(苦痛に対する閾値をあげ人生に意味を見出すための精神的ケア)を十分に行っている.

【治療抵抗性の「せん妄」と判断する目安】

☑対応可能な直接因子に対する対応を十分に行っている.

☑促進因子となっている身体症状に対する対応を十分に行っている.

☑促進因子となっている環境的・心理社会的要因に対する対応を十分に行っている.

☑過活動型せん妄については，抗精神病薬とベンゾジアゼピン受容体作動薬(もしくは抗ヒスタミン薬)の併用まで行っている．

☑基盤になるケア(苦痛に対する閾値をあげ人生に意味を見出すための精神的ケア)を十分に行っている．

表Ⅷ-4　RASS

スコア	用語	説明
＋4	好戦的な	暴力的で好戦的な行動がある
＋3	非常に興奮した	興奮して攻撃的な行動(チューブ類の自己抜去など)がある
＋2	興奮した	頻繁な非意図的な運動や人工呼吸器のファイティングがある
＋1	落ち着きのない	不安で絶えずそわそわしているが攻撃的でも活発でもない
0	意識清明な，落ち着いている	
－1	傾眠	呼びかけると10秒以上の開眼とアイコンタクトがある
－2	軽い鎮静	呼びかけに10秒未満の開眼とアイコンタクトがある
－3	中等度鎮静	呼びかけに何かしらの動きまたは開眼があるがアイコンタクトなし
－4	深い鎮静	呼びかけに無反応だが身体刺激で動きや開眼あり
－5	昏睡	呼びかけにも身体刺激にも無反応

〈鎮静薬の実際の投与方法と評価〉

緩和戦略 **鎮静薬投与時の意識状態は，苦痛症状が緩和されていれば，RASS (Richmond Agitation-Sedation Scale，表Ⅷ-4) 0から－2前後を目標にしよう．** ただし意識状態の改善を狙って鎮静薬を減量し過ぎると苦痛症状が再燃することもあるため，本人・ご家族とよく相談しながら鎮静薬を調節しよう．

- ミダゾラム（ドルミカム®）注射１Ａは，原液で10mg/2mLであることに留意する．
- ミダゾラムは持続皮下注射で投与すると，静脈ルートを確保する必要がなく，原液で投与しやすいため投与量計算も簡便である．
- 本書では実臨床での利用しやすさを考え，持続的鎮静に用いるミダゾラムの**「投与量」を，「原液での速度」に換算して記載**することとする．つまり，0.1mL/時の速度に設定すると，「0.5mg/時＝12mg（1.2A）/日」が投与されることになる．

【調節型鎮静のミダゾラム使用例】

〈導入〉

ドルミカム® 原液，0.1～0.2mL/時(0.5～1.0mg/時)で持続皮下注射または持続静脈注射を開始．投与開始時に0.1～0.2mL程度の早送りを行っても良い（早送り後５分間は特に慎重に観察すること）．

- 15～30分毎を目安に，**目標(鎮静ではなく苦痛の緩和)**が得られているか全身状態を評価する．
- **苦痛緩和が得られない場合は0.1～0.2mL程度の早送りを行い，持続投与量を数時間毎に30～50%を目安に増量する．**状況によっては早送りのみを行い，投与量は増量せずに経過をみることもある．

〈維持〉

- 一旦，苦痛緩和が得られた場合は，数時間毎に評価を行う．
- **苦痛緩和が不十分な場合は，持続投与量を数時間毎に30～50%を目安に増量し，場合によっては0.1～0.2mL程度の早送りを行っても良い．**

- 苦痛緩和が得られたが鎮静が深くなりすぎた(鎮静を浅くすることが適切と考えられる)場合，持続投与量の減量，中止を行う．場合によっては拮抗薬フルマゼニル(アネキセート®)の投与を検討する．

緩和戦略 ミダゾラムは0.1mL/時で投与すると2.4mL(12mg)/日となる．ドルミカム®1Aは10mg/2mLであり，概ね1日1A以上使用している時は意識の低下が起こりやすいことを認識しよう．

【持続的深い鎮静のミダゾラム使用例】

〈導入〉

ローディングドーズとして，ドルミカム®原液0.6〜1.0mL/時で持続皮下注射を開始する．ローディング時間(通常は数時間)を待てないほど患者の苦痛が切迫している場合には，投与開始時に0.1〜0.2mL程度の早送りを行っても良い．

- **苦痛が軽減できない場合，2〜5分程度あけて0.1〜0.2mLの早送りを，苦痛が緩和するまで繰り返し行っても良い．その際の総量はミタゾラム(ドルミカム®)原液0.4〜0.6mL程度を目安とする．**
- 15〜30分毎を目安に，目標(深い鎮静)が得られているかどうかと，全身状態を評価する．
- **深い鎮静が得られない場合は，0.1〜0.2mL程度の早送りを行い，持続投与量を数時間毎に30〜50%を目安に増量する．** 患者の状況によっては，1mL/時まで増量する．
- **目標とする鎮静レベルに到達すれば，持続投与量を1/3〜1/2に減量して継続する(ローディングの終了)．**

〈維持〉

- 一旦，深い鎮静が得られた場合は，数時間毎に評価を行う.
- **鎮静が不十分になった(深い鎮静が得られなくなった)場合は，持続投与量を数時間毎に30～50%を目安に増量し，場合によっては0.1～0.2mL程度の早送りを行っても良い.**
- 苦痛緩和が得られたが鎮静が深くなりすぎた(鎮静を浅くすることが適切と考えられた)場合，持続投与量の減量，中止を行う．場合によっては拮抗薬フルマゼニル(アネキセート®)の投与を検討する.
- **深い鎮静を目的として鎮静薬の投与を開始したが，鎮静薬を調節する過程で十分な苦痛緩和が得られた場合には，持続的深い鎮静ではなく調節型鎮静に変更することを検討する.**

緩和戦略 **維持量の目安はドルミカム®原液0.04～1.0mL/時である(通常は0.2～0.4mL/時の範囲内となる)．これは24～48mg/日であるから，概ね2.5～5A/日と覚えよう.**

緩和戦略 **鎮静の成否は，鎮静施行前の十分なコミュニケーションで決まるといっても過言ではない.** 鎮静を行うタイミングは早すぎても，遅すぎても好ましくない．急に鎮静の話を切り出すのではなく，将来的に鎮静が必要な可能性が高いと考える時は，事前に本人や家族に鎮静についての話を行うタイミングを常に探る心構えが大切となる．**特に多発肺転移やがん性リンパ管症によって酸素需要が増加しつつある時は，近い将来にミダゾラムを要する可能性が高いと心得よう.**

〈持続的深い鎮静の持続皮下注射指示記載の例〉

ドルミカム®2mL (10mg) 5Aを原液で合計10mL (50mg)とし，シリンジポンプなどで投与する.
※持続静脈投与の場合も，24時間輸液を施行していれば側管から同様の速度で投与可.

〈開始時ローディング〉
0.60～1.0mL/時(ドルミカム® 3.0～5.0mg/時)で開始．鎮静されたら0.1mL/時に減量する.

〈ミダゾラムのベースアップ(例)〉

呼吸数 ≧10回を確認して，2時間あけて増量可.
0.1mL/時(0.5mg/時，12mg (1.2A) /日)
0.2mL/時(1.0mg/時，24mg (2.4A) /日)
0.3mL/時(1.5mg/時，36mg (3.6A) /日)
0.4mL/時(2.0mg/時，48mg (4.8A) /日)
0.6mL/時(3.0mg/時，72mg (7.2A) /日)
0.8mL/時(4.0mg/時，96mg (9.6A) /日)
1.0mL/時(5.0mg/時，120mg (12.0A) /日)
効果不十分な時，0.2mLずつ早送り可(2～5分程度あけて最大0.6mLまで．呼吸数 ≧10回以上ならば，30分あけて反復可).
※ドルミカム®1.0mL/時程度でも鎮静が十分でない時はむやみに増量のみを行わず，次ページのフェノバール®注などの併用も考慮したい.

緩和戦略 持続ポンプでオピオイドを使用中のため，(算定的に)もう一台の持続ポンプは使用できない在宅環境などでは，輸液に上記を近似した量を混注することで，(細かい調節はできないが)ミダゾラムを投与できる.

例：輸液 or 生食100～250mL/日にドルミカム®（ミダゾラム10mg/2mL）2A（20mg/日）を混注し，静脈点滴or皮下点滴で投与．効果不十分な時は，24時間毎にミダゾラムを2Aずつ増量．

緩和戦略 不穏が強い時などは上記に加え，フルニトラゼパム（サイレース注®，2mg/1mL）0.5～1Aやハロペリドール（セレネース注®，5mg/1mL）0.5～1Aを混注したり，クロルプロマジン（コントミン注®，10mg/2mL）0.5～1Aなどを混注している施設もある．

【持続的鎮静に用いるミダゾラム以外の薬剤】

フェノバルビタール注

フェノバール®注（100mg/1mL）を持続皮下注射で投与．半減期が長く（2～5日）蓄積しやすいため，ベースアップは慎重に行う．

投与例：開始時に0.5～1mL/時（50～100mg/時）で4～6時間ほどローディングし，最低維持量である0.05mL/時（5mg/時）に移行する．効果不十分な時は0.5～1mL（50～100mg）早送りをしつつ（4時間あけて1日4回程度まで．効果発現まで1～2時間程度かかる），0.05mL/時ずつベースアップ．最大0.3mL（30mg）/時程度まで．

※ミダゾラムだけでは鎮静がかかりにくい患者にフェノバルビタール200mgの皮下注射（もしくは坐剤）をミダゾラムに併用して投与すると，鎮静の効き目がよくなる．

• 持続注射や持続皮下注射が使えない状況における坐剤での鎮静薬投与の方法を以下に示す．

【坐剤によるしっかりした鎮静】

フェノバルビタール坐剤
ワコビタール®坐剤(15, 30, 50, 100mg)
1回50〜200mgを，患者の状態をみながら定期的に1日2〜3回投与する．半減期が長く立ち上がりが遅いため，200mgを1日2回程度投与し様子を見つつ，2日目は100mgを1日2回などとし，適宜増減しながら維持量を決めると良い．

【坐剤による中程度の鎮静】

ジアゼパム坐剤
ダイアップ®坐剤(4, 6, 10mg)
1回6mg程度を，患者の状態をみながら定期的に1日2〜3回投与する．適宜増減する．

【坐剤による軽度の鎮静】

ブロマゼパム坐剤
セニラン®坐剤(3mg)
1回3mgを，患者の状態をみながら定期的に1日2〜3回投与する．適宜増減する．
※セニラン®は抗不安薬であるレキソタン®の坐剤．

緩和戦略 筆者は在宅患者ではジアゼパム(ダイアップ®)坐剤(6mg) 2〜3回分を頓用で処方しておくことが多い．けいれん時や不穏時不眠時にも使用できるだけでなく，ミダゾラム持続投与だけでは鎮静が不十分な患者には併用して投与することで，適度な鎮静を得られやすい．

Point 鎮静薬の投与で寿命が縮むわけではないとはされているが，過度な鎮静は安楽死を含む倫理的問題との衝突を引き起こす．

Point 慣れないと抵抗感はあるだろうが，ミダゾラム（ドルミカム®）の持続投与は必ずしも行いづらい方法ではない．持続的鎮静が必要と考えられたからといって病院に搬送する必要があるわけでもなく，訪問診療の現場でも成功体験を積みながら鎮静の方法や薬剤に慣れることが望ましい．適切に鎮静薬を投与できる医師は多職種からの信頼も得られやすいが，このことによって最期まで自宅でかけがえのない時間を過ごせる患者・家族は大きく増加し地域医療の福音になるだろう．**日本人の死因の第一位はがん（厚生労働省，2019）であり，末期がんで最期を迎えたい場所を「自宅」と回答した人は58%（がん対策情報センター，2020）に上るが，末期がん患者の在宅看取りの割合は11.7%と極めて少ないのである．**

IX

コミュニケーション

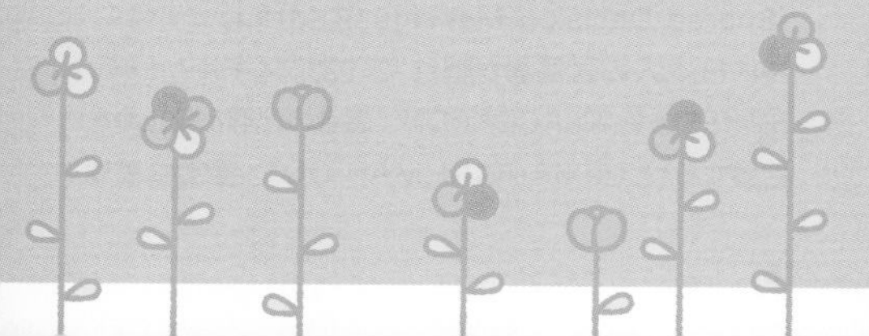

IX-1 Serious illness communication —悪いニュースを伝え，ゴールを話し合う—

重い疾患を抱える患者や家族に病状・予後，治療の中止などを含めた悪い知らせを伝えることや，今後の方針について話し合うコミュニケーションスキルは医療者にとって欠かせないものであり，不十分なコミュニケーションは医師ー患者・家族関係の悪化や，望まない治療の継続，医療者の燃え尽きにもつながる．

「VitalTalk（https://www.vitaltalk.org/）」は約20年前に米国で開発されたコミュニケーションスキルのトレーニングであり，少人数のグループでの模擬患者とのロールプレイや教員・参加者からのフィードバックなどを通じて，安全な環境でコミュニケーションスキルを学べるプログラムを提供している．米国版VitalTalkに基づき，日本における対人関係や文化的差異にも配慮して，日本語でのコミュニケーション研修を提供しているプログラムが「かんわとーく（https://kanwatalk.jp/）」である．**「コミュニケーションはトレーニングで向上できるスキル」であることを認識しよう．**

緩和戦略 **Serious illness communicationでは「感情に配慮しつつ（NURSE：表IX-1）」，「悪い知らせを伝え（SPIKES：表IX-2）」，「ゴールを決定していく（REMAP：表IX-3）」ことを一般的な流れとして，共同意思決定（Shared Decision Making：SDM）を行っていく．特に日本人の医療者が慣れていないスキルとして，SPIKESのP（PERCEPTION：患者の理解と受止めを把握する）とREMAPのM（MAP OUT：重要な価値**

感を掘り下げる)があり，「話し合いは午後(P. M.)が多い」と覚えて，この2つが抜け落ちないように留意しよう(覚え方は筆者のオリジナルである).

表Ⅸ-1　NURSE(感情に対応するスキル)

ステップ	例	注　釈
NAME 感情を明示する	「このような話を聞いて，驚かれましたよね」 「何か不安に思われていることがありそうにお見受けします」	感情を言葉で明らかにすることによって，患者の緊張感を和らげる
UNDERSTAND 理解を示す	「想像できないほどのご苦労があったのではないかと感じます」 「大きなショックを受けるのは当然のことかと思います」	すべてを理解しているようないい方は避ける(医療者は患者のすべてを理解はできない)
RESPECT 敬意を示す	「大変な治療を，がんばって続けてこられたのですね」 「おつらい状況で介護を続けられていることは，誰にでもできることではありません」	がんばりを称賛することも，ここに入る
SUPPORT 支持を示す	「医師として，最善を尽くしたいと思います」 「この状況を乗り越えていけるよう，関係者皆で協力してサポートさせて頂きます」	このような言葉は，患者にとって大きな支えになる
EXPLORE 掘り下げて聴く	「○○とのことですが，それはどのような意味かもう少し詳しく教えて頂けますか？」 「よろしければどのようなお気持ちか，教えて頂けますか？」	相手がいったことについて深く尋ねることで，その言葉の裏に隠れている真意を探る

表Ⅸ-2　SPIKES
（悪い知らせを伝える時のロードマップ）

ステップ	例・ポイント
SET UP 会話に備える	話し合いに必要なものがすべてそろっているか確認する • 今日の話し合いで伝える情報の確認 • 参加すべき医療者の確認 • プライバシーの保たれる場所を確保し，人数分の椅子，涙をふくためのティッシュを用意しておく
PERCEPTION 患者の理解・受止めを把握する	はじめに参加者の自己紹介をした上で，時間を取ってお越し頂いたことへの感謝を述べ，なぜこの話し合いの場を設けたのかを簡潔に説明する 「病状について，他の医師からはどのように聞いておられますか？」 「そのような病状を伝えられて，どのように受け止められましたか？」 **※「情報の理解度」と「感情」の両方を把握することで，その後の話の進め方を調整できる**
INVITATION 本題に入る前に患者の許可を得る	「これから前回の検査結果をお話してもよろしいでしょうか？」 • 話し合いの流れを患者・家族に委ねることで，知らせを聞く準備ができているかを確認し，能動的に話し合いに参加してもらう端緒となる
KNOWLEDGE 簡潔に，わかりやすく伝える	「がんが悪くなっていることがわかり，これ以上，使用すべき抗がん剤がありません」 • 理解してほしい最も重要な情報を，専門用語は使わずに，短くわかりやすく伝える（**理解してほしい最も重要な情報は「Headline（ヘッドライン）」と呼ばれる**） • **Headlineを伝えたら，次の情報を話す前に一度話すのをやめ，相手の反応（感情の動き）を待つ** • **涙を流されたとしても，それは悪い知らせがしっかり伝わったことの証拠であるから，医療者が恐れるべきものではない**．しばらく待つと多くの場合，患者・家族側から「すみません，続けてください」などといってくれる．そうでない場合は「お話を続けても，よろしいでしょうか」などと尋ねれば良い

(表Ⅸ-2の続き)

ステップ	例・ポイント
EMOTION 患者・家族の感情に対応する	・**Headlineを伝えた後の，患者の最初の反応は「感情」であると心積もりをしておく**(沈黙される場合もあり，すぐに次の話を進めるのではなく，患者・家族が落ちつくまで待つことが大切) 「こんなお話を聞いて，おつらいですよね」 ・感情をはっきりと認識し，NURSE(感情に対応するスキル)を使う
SUMMARIZE 話し合った内容や今後の方針をまとめる	「今後の予定や方針について，お話を続けてもよろしいでしょうか？」 ・患者の心配していることを否定したり，「すべて大丈夫ですよ」と全肯定はしない ・患者・家族の心の準備ができており，状況的に適切であれば，「ゴールの話し合い(表Ⅸ-3：REMAP)」に移行しても良い．むずかしい場合は一旦時間をおくか，日を改める

緩和戦略 本邦では，「お父さまの呼吸状態が悪化した場合，人工呼吸器の装着を希望されますか？」などと，『本人ではなく，**代理意志決定者(患者本人が判断能力を有していない場合の代理人)の希望』を聞いてしまう**ことが非常に多い．「お父さまはどんな方ですか？」と元気だった時にどのような性格・生活だったのかを尋ね，「そのようなお父さまだったら，現在の状況で人工呼吸器の装着を希望されると思いますか？」などと問う中で，**『本人の価値』を推定してもらうことが本来の代理意思決定者の主な役割である．**

表Ⅸ-3　REMAP（ゴールを決定する時のロードマップ）

ステップ	例・ポイント
REFRAME 状況の変化を捉え直す	• 病状の大枠（Big Picture）を簡潔に伝え（Headline），これまでとは状況が異なり，新たに方針を決定しなければならないことを理解してもらう 「ご病状に急な変化があり，お伝えしなければいけないことがあります」 「これ以上抗がん剤を続けることは，逆に命を縮める可能性が高いと考えます」
EXPECT EMOTION 感情に対応する	• Headlineを伝えたら，そのまま話し続けるのではなく，一旦止まって患者・家族の感情の表出を確認する • Headlineがきちんと伝わっていれば感情が出てくるはずなので，相手の感情に対する共感の言葉（表Ⅸ-1：NURSE）を示す • パニックになったり，涙を流された時など，「（落ちついて）感情のレベルがある程度下がるまで」は話を次に進めないこと • 相手も落ちついてくると，「これからどうしたらよいのでしょうか？」などと聞いてくることが多く，そのタイミングで話を進める．相手からそのような言葉がない場合は，「これからどうするかについて，お話を進めてもよろしいでしょうか？」と尋ねる 「本当にお母さまのことを，大切に思われているのですね」
MAP OUT 重要な価値観を掘り下げる ※MAP OUTでは，「大切にしたいこと」，「気がかりなこと」，「今後希望すること」の3点を確認すると良い	• 選択肢を話し合う前に，相手の価値感を探る 「今後の治療についてお伝えしたいと思います」 「いまお話したことを聞いて……一番気がかりなことは何でしょうか？」 「……今後の生活に関して，一番大切にしたいことは何でしょうか？」 「他に，気になっていることはありませんか？」 （家族に話している場合） 「もしお父さまがこの話を聞いて，ご自身の状況を理解されていたら，どのようなことを希望されると思われますか？」

(表Ⅸ-3の続き)

ステップ	例・ポイント
ALIGN **価値観に基づいた治療ゴールの設定**	• 教えてくれたことに関する感謝を示した上で，患者の価値観を反映し，まとめを述べる 「繊細なことを教えていただき，本当にありがとうございました．これまでお話を伺った限り……」 「症状をやわらげて，できるだけ穏やかに過ごすことを一番大切にしたい，と考えられておられるのですね」
PLAN **具体的な治療計画をたてる**	• 患者家族から得られた価値感と医療者の専門知識を統合し，これらに合致する方針を提案する． 「お薬は適切に使用して，苦痛をなるべく緩和できるようにしていきましょう」 • DNAR(Do Not Attempt Resuscitation)の話も，この段階で適切なら行う **※DNARについて話し合いの前半で聞いてしまうことが多いが，「あくまで価値に基づいた選択」であるため，DNARについては早い段階で聞いてはならない．DNARは順を追って話し合いを進める中で確認しないと，唐突にイメージすらわかない重要な決定を迫られることで，パニックになったり医療者への陰性感情が生じやすい．** 「呼吸状態が悪化した時も人工呼吸器は使わずに，苦しさを取り除く治療に集中しましょう」，「救命処置として一緒に行われることがある胸骨圧迫も，それだけしても意義がある行為ではありませんので控えたいと思います」

緩和戦略 「悪い知らせを伝え(SPIKES)」，そのまま続けて「ゴール決定の話し合い(REMAP)」に進むことも実臨床では多いと思われる．『SPIKESの“ES”』と『REMAPの“RE”』は重なる要素があるため，両者をつなげて『SPIKES-MAP』と覚えるとわかりやすいと感じる(これも筆者のオリジナルである)．

X

社会的苦痛のマネジメント

X-1 社会的苦痛

患者が治療に取り組むために仕事の継続が困難となって経済的に困窮することがある(医療費の負担は患者を悩ませ続けることを忘れるべきではない). また家族関係が著しくこじれているケースや, 家族や親類が存在しない例も少なくなく, これらの理由で希望する療養場所が選びにくいこともある.

このような仕事や金銭的な問題, 家族や人間関係などの問題は「社会的苦痛」として, 他の苦痛と分けて考えるとマネジメントしやすい(「家族に関する苦痛」は社会的苦痛とは別に考えるべきとする意見もあるが, 本書では要点のみ扱うこととする).

医師や看護師, 薬剤師だけでは医療・社会制度上の知識が不足していることも多いため, 悩んで1人で抱えこまず, ソーシャルワーカーやケアマネジャーを含めた多職種によるチームアプローチを試み, あきらめずに行政も含めた社会システムを活用することで問題の解決や糸口がみえてくる(表X-1).

Point **「家族は第2の患者」とも呼ばれる**が, 時に家族のほうが患者よりも強い苦痛を抱えているのではないかと感じることもある. 「家族も支援するべきケアの対象なのだ」という明確な心構えをスタッフ間で共有したい.

Point 多職種でディスカッションする時は**「臨床倫理4分割表(p.7参照)」**を用いると複雑なケースでも構造的に把握しやすくなる.

Point 家族間やスタッフ間での価値観の相違は存在して当然であるが, これらは「各々が患者さんのことを考えての意見なのだ」と捉えるようにしている.

このような**「平静の心」ともいえる寛容さは心理的余裕を生む**し，他者の考えを許容できる柔軟性があれば人間関係のこじれによるバーンアウトも避けやすくなり，ケアの継続性や質も高まる．

参考文献：「平静の心 オスラー博士講演集(新訂増補版)」William Osler 著，日野原重明/仁木久恵 訳．医学書院，2003年

表X-1　臨床現場で問題となる社会・家族問題の例

問題の例	介入の例・ポイント
〈介護の問題〉 患者は自宅での療養を希望しているが，家族が「どうしても自宅で介護するのは不安です」と主張しているため，なかなか在宅療養に移行できない	• 「自宅で介護できないと考える理由」をしっかり傾聴する • 介護保険のリソースや支援内容を，具体的に紹介する(患者や家族は介護保険に関する知識は全く持っていないことがほとんどである) • まずは外出や短期の外泊を提案し，成功体験を得ることで自宅療養に移行する自信をつけてもらう
〈代理意思決定の問題〉 本人が意思決定できない状況で，家族の意見が食い違う．「介護を手伝えない」などの自責の念もあり，付き合いが乏しかった遠方の親類が自宅療養反対などの意見を強硬に主張することもある(カリフォルニアから来た娘症候群：The Daughter from California syndrome)．	• キーパーソン以外の家族とも，直接，主治医が顔を合わせた場で説明や対話をする時間を確保する • 「本人だったらどう感じると思うか？」を考え，家族間での想いを共有してもらう • 予後が短いにも関わらずどうしても家族間で意思決定できずに時間が経過してしまう場合は，自己決定の原則に基づいて「本人→本人をよく知るキーパーソン→それ以外の家族」の順に希望を優先したいことを，慎重に提案することも一案である

(次ページに続く)

（表X-1の続き）

問題の例	介入の例・ポイント
〈子どもの問題〉 「未成年の子ども達に，これから死にゆく親のことや深刻な病状を，どのように伝えたら良いか，悩んでいます」などと患者本人や家族から相談を受けた	•「死について子どもと話すこと」は，誤った理解を避けるために重要であるとされる •子どもの問題は大変繊細であり，不慣れであれば経験のあるスタッフに意見を求める •親ががんになった子どもやその患者/家族を支援するNPO法人『Hope Tree』のWebサイトなどを紹介するのも一案である
〈家族の医療行為に関する希望の問題〉 浮腫や胸腹水貯留を理由に，医師や看護師は「点滴は必要ない」と考えており，そのように説明して本人は反対していないにもかかわらず，家族が「なにもしないなんて耐えられません．どうしても点滴をお願いします」などと，繰り返し強く希望される	•点滴を希望する理由は「点滴しているから大丈夫」など感情的なものも少なくない．たとえば「点滴を必要ないと考える理由（浮腫・胸腹水・喀痰増加の原因となることや，終末期の高カロリー輸液で予後は延長しないとされることなど）」を医師が論理的に説明すると，点滴の不要さを理解してもらえることはよく経験する •「終末期がん患者で最も苦痛が少なかった輸液量は250～500 mL程度」とする研究もあり，『点滴をしないことが金科玉条』というわけではないことにも留意する
〈療養場所の問題〉 本人・家族とも「在宅で最期まで過ごしたい」と希望されていたが，病状が悪化したタイミングで入院・治療を希望された．一部の医療スタッフは「在宅で過ごしたほうが本人・家族の当初の希望が叶えられるため再度，在宅療養を提案しましょう」と主張している	•「そもそも病状によって希望は移り変わって当然」という認識をスタッフ間で共有しておく．その上で「なぜ希望が変わったのか，どのような点が不安なのか」などについて，静かな場所と時間を確保してその理由をしっかりと傾聴する •家族の不安が強い影響で，在宅療養が継続できなくなることは少なくない．まずは家族の気持ちを傾聴して心情を「安定化」させ，冷静になれる環境を構築した上で今後の方針を相談するように心がけると，解決策がみえてくることがある

【在宅療養の前に，ご家族がよく不安に感じられること】

Q 自分も高齢なので，何もできないのですが…….

A 介護力としてはあまり算段しないほうが良いだろう．訪問看護や訪問介護のサービス導入で支援体制を強め，「ご本人が希望された時に，飲み物や食べ物を運ぶ程度で良いのですよ」などと負担感を強調せずに伝えると，前向きになる方が多い．

Q 患者の様子が変わったら，自分で判断できません．

A 医療的判断は知識と経験を要するものであり，「ご家族は不安なことがあれば，まずは訪問看護師に電話すれば大丈夫ですよ．入院中でもまずはナースコールで看護師を呼び，必要なら看護師が医師を呼びますが，在宅でもこれと同じことですよ」などとお伝えすると，安心されることが多い．

【入院患者の具体的な在宅療養支援の動き（例）】

- （未申請であれば）ご家族から役所に介護保険申請を行い，認定調査が終われば，介護区分決定（約1ヵ月を要する）を待たずにサービスを開始できる．
- ケアマネジャーと相談しながら必要な介護資材（介護ベッドなど）を検討し，訪問看護と訪問介護に来てもらう日数を調整
- 訪問診療の医師に依頼（**入院中担当医の診療情報提供書が律速段階になるので，速やかに作成すること**）
- 訪問看護＆訪問診療が同時に伺える日を相談し，退院日を決定（退院当日に訪問看護＆訪問診療と契約することで最も不安感が強い，「退院当日から数日以内」の救急搬送を減らせる）．

緩和戦略 **希望に応じて平日３日間あれば，十分退院可能．** バタバタはするが，当日退院も不可能ではない！

巻末資料

①オピオイド持続注射を使用する時の基本原則

①オピオイド(医療用麻薬)は疾患に限らず，疼痛や呼吸困難に対し有効性が得られる薬剤である．ただし保険適用病名には注意しよう(第Ⅲ章参照)．

- 疼痛に対してはどのオピオイドを選択しても鎮痛効果は原則，同等とされている．ただし呼吸困難に対して，日本緩和医療学会の「呼吸困難の緩和に関する診療ガイドライン」では，モルヒネ注換算15mg/日程度までが目安とされる．また，「呼吸困難に対するフェンタニル」は本邦では低推奨となっている．
- **オピオイドの開始前は，「医療用麻薬によって寿命が短くなることはありません」と患者さん・ご家族に説明しよう．誤解が大変多い．**

②症状緩和が不十分な時，25～50％増量(この範囲で1段階増量になるよう，巻末資料③と④では計算してある)．増量は原則1日1回，週に数回までが目安(症状が激しい場合は例外)．

- オピオイド耐性は数日(～1週間)で形成される．**つまり連日増量すると嘔吐・眠気・せん妄などの副作用が出やすくなるが，増量間隔をあけることで同じ投与量でも副作用が出現しにくくなる．**

③オピオイドによる眠気・嘔吐・せん妄などの副作用が強い時は，1～2段階減量を試してみる(呼吸数6回≦分など緊急時はナロキソン投与を検討)．

④〈レスキュー設定の例〉疼痛時または呼吸困難時，呼吸数＞10回/分以上を確認し，1時間量を早送り可．30分以上間隔をあけて，繰り返し早送り可．

- 原則24時間で（3～）4回以上，レスキューを使用している時は，1段階ベースアップが妥当とされる（例外：ケミカルコーピングなど）．24時間でレスキューが0～2回でもご本人が我慢されている方のような場合は，ベースアップ．

※本組成表は10mLシリンジで投与することを想定して作成しているため，50mLもしくは100mLで作りたい時は，オピオイドと生理食塩水を「それぞれ5倍，もしくは10倍」にすれば作製できる．

緩和戦略 巻末資料③と④は初級者向けのオピオイド持続注射の組成表であり，**増量時は上から順に速度を上げていくだけで，約25～50％の増量ができるようにしてある．** 慣れたら巻末資料の⑤と⑥も参照してほしい．

Point① 持続皮下注と投与速度

オピオイドの皮下投与では吸収の観点から1mL/時以内の速度が推奨されているため，「1時間に1回，1時間量のレスキューを使用すると仮定した場合，0.5mL/時以内の投与速度にとどめたい」という論理になる．症状に合わせて漸増し，0.4～0.5mL/時程度の速度になったらより濃い濃度に作り替え，速度を下げると良い．

Point② 高用量製剤がない麻薬注射剤

オキシコドン注，およびフェンタニル注は高用量製剤が発売されていないため，持続皮下注で高用量になった時はモルヒネ注もしくはナルベイン注にスイッチする．

②オピオイド持続注射を使用する時の指示記載

- **指示記載のフォーマットと，注意点を示す**
  （●は各自入力する項目）

〈モルヒネ 持続皮下注射（or 持続静注）指示〉
モルヒネ注●mL（●mg）＋生食●mL/合計●mL
●月●日（●時）から●mL/時（モルヒネ●mg/日）

【疼痛時または呼吸困難時】
1時間量を早送り．

❗1時間量で効きづらい時は，2時間量でも可．

呼吸数≧10回以上ならば，30分あけて反復可．
（予防投与は除き）24時間で4回以上早送りしている時，下記の表で一段階ベースアップ可．

❗安全のため「ベースアップは24時間以上間隔をあける」としている施設もある．

－0.05mL/時（モルヒネ6mg/日）
－0.10mL/時（モルヒネ12mg/日）
－0.15mL/時（モルヒネ18mg/日）
－0.20mL/時（モルヒネ24mg/日）
－0.30mL/時（モルヒネ36mg/日）
－0.40mL/時（モルヒネ48mg/日）
－0.50mL/時（モルヒネ60mg/日）
- 薬剤性の眠気が疑われる時，2段階まで減量可

❗持続皮下注射は0.40～0.50mL/時程度での組成変更＆減速が望ましい（Ⅲ-5-A p.101 参照）．

〈指示記載の例〉

オピオイドを開始または調節した時は，必ず指示を修正しよう（修正しないと誤投与の原因となる）．

〈モルヒネ 持続皮下注射指示〉
モルヒネ注5mL（50mg）＋生食5mL/合計10mL
1月13日（15時）から0.05mL/時（モルヒネ6mg/日）

【疼痛時または呼吸困難時】
1時間量を早送り．
呼吸数≧10回以上ならば，30分あけて反復可．
（食前・移動前などの予防投与は除き）
24時間で4回以上早送りしている時，下記の表で一段階ベースアップ可
（ベースアップは24時間以上，間隔をあける）

－0.05mL/時（モルヒネ6mg/日）
－0.10mL/時（モルヒネ12mg/日）
－0.15mL/時（モルヒネ18mg/日）
－0.20mL/時（モルヒネ24mg/日）
－0.30mL/時（モルヒネ36mg/日）
－0.40mL/時（モルヒネ48mg/日）
－0.50mL/時（モルヒネ60mg/日）
• 薬剤性の眠気が疑われる時，2段階まで減量可

③オピオイド持続皮下注の組成表(初級者向け)

【モルヒネ持続皮下注の組成シート】

【Step①】モルヒネは疼痛or呼吸困難に対し，Stage Ⅰ・0.20～0.40mL/時＝モルヒネ注4.8～9.6mg/日から開始．

【Step②】副作用を懸念する時は0.20mL/時(4.8mg/日)，通常は0.30mL/時(7.2mg/日)，強い症状の時は0.40mL/時(9.6mg/日)で開始．

【Step③】腎障害がある時は概ねeGFR 30で50％を目安に，さらに減量．

つまり，stageⅠ・0.10～0.20mL/時(モルヒネ注2.4～4.8mg/日)程度から開始．「モルヒネは腎障害時には原則使用しない」とされるが，保険適用の問題もあり非がん患者の呼吸困難では選択せざるをえない．筆者は経験的に概ねeGFR 45で75%，eGFR 15で75％を目安に，減量して開始することが多い．

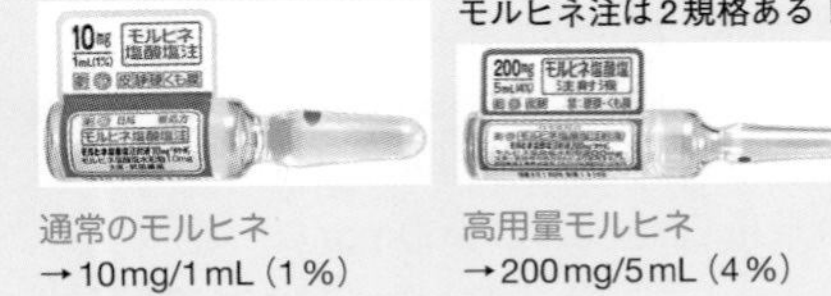

通常のモルヒネ
→10mg/1mL (1%)

高用量モルヒネ
→200mg/5mL (4%)

Stage Ⅰ：モルヒネ注(10mg/mL) **1A (10mg)** ＋
生食9mL (計10mL)

流速(mL/時)	モルヒネ注の1日投与量(mg/日)
0.10	2.4
0.15	3.6
0.20	4.8
0.30	7.2
0.40	9.6

⇒stage Ⅱ：0.20mL/時へ

Stage Ⅱ：モルヒネ注(10mg/mL) **2A (20mg)** ＋
生食8mL (計10mL)

流速(mL/時)	モルヒネ注の1日投与量(mg/日)
0.20	9.6
0.30	14.4
0.40	19.2

⇒stage Ⅲ：0.20mL/時へ

Stage Ⅲ：モルヒネ注(10mg/mL) **5A (50mg)** ＋
生食5mL (計10mL)

流速(mL/時)	モルヒネ注の1日投与量(mg/日)
0.20	24
0.30	36
0.40	48

⇒stage Ⅳ：0.20mL/時へ

Stage Ⅳ：モルヒネ注(10mg/mL) **10A (100mg) 原液**
(計10mL)

流速(mL/時)	モルヒネ注の1日投与量(mg/日)
0.20	48
0.30	72
0.40	96

⇒stage Ⅴ：0.20mL/時へ

Stage Ⅴ：**高用量**モルヒネ注(200mg/5mL) **1A**
(200mg) ＋生食5mL (計10mL)

流速(mL/時)	モルヒネ注の1日投与量(mg/日)
0.20	96
0.30	144
0.40	192

⇒stage Ⅵ：0.20mL/時へ

Stage Ⅵ：**高用量**モルヒネ注(200mg/5mL)**2A(200mg)**
原液(計10mL)

流速(mL/時)	モルヒネ注の1日投与量(mg/日)
0.20	192
0.25	240
0.30	288
0.40	384
0.50	480

【オキシコドン持続皮下注の組成シート】

【Step①】オキシコドンは疼痛or呼吸困難に対し，stage Ⅰ・0.20～0.40mL/時　＝4.8～9.6mg/日（モルヒネ注換算4.8～9.6mg/日）から開始．オキシコドン注とモルヒネ注の換算比は1：1なので全く同じ値になる．

【Step②】副作用を懸念する時は0.20mL/時（4.8mg/日），通常は0.30mL/時（7.2mg/日），強い症状の時は0.40mL/時（9.6mg/日）で開始．

【Step③】腎障害がある時は概ねeGFR 30で50%を目安に，さらに減量．

つまり，stage Ⅰ・0.10～0.20mL/時（モルヒネ注2.4～4.8mg/日）程度から開始．「オキシコドンは腎障害時には慎重投与」とされることが多いが，添付文書には投与量の目安は記載されていない．筆者は経験的にモルヒネと同様，概ねeGFR 45で75%，eGFR 15で75%を目安に，減量して開始することが多い（ただし2つの投与量で悩んだら，オキシコドンでは多いほうの投与量を選択し，モルヒネでは少ないほうの投与量を選択）．

Stage Ⅰ：オキファスト注(10mg/mL) **1A (10mg)** ＋
生食9mL (計10mL)

流速(mL/時)	オキファスト注の1日投与量(mg/日)
0.10	2.4
0.15	3.6
0.20	4.8
0.30	7.2
0.40	9.6

⇒stage Ⅱ：0.2mL/時へ

Stage Ⅱ：オキファスト注(10mg/mL) **2A (20mg)** ＋
生食8mL (計10mL)

流速(mL/時)	オキファスト注の1日投与量(mg/日)
0.20	9.6
0.30	14.4
0.40	19.2

⇒stage Ⅲ：0.2mL/時へ

Stage Ⅲ：オキファスト注(10mg/mL) **5A (50mg)** ＋
生食5mL (計10mL)

流速(mL/時)	オキファスト注の1日投与量(mg/日)
0.20	24
0.30	36
0.40	48

⇒stage Ⅳ：0.2mL/時へ

Stage Ⅳ：オキファスト注(10mg/mL) **10A (100mg)**
原液(計10mL)

流速(mL/時)	オキファスト注の1日投与量(mg/日)
0.20	48
0.30	72
0.40	96
0.50	120

⇒モルヒネ注Stage Ⅵへ

※オキシコドン注はモルヒネ注と異なり高用量製剤が発売されていないため，投与量が多くなる場合はモルヒネ・ナルベイン注などに変更する必要がある．

【ナルベイン注 持続皮下注の組成シート】

【Step①】ナルベイン®は疼痛or呼吸困難に対し，stage Ⅰ・0.10～0.15mL/時＝ナルベイン注0.6～0.9mg（モルヒネ注換算7.5～11.25mg/日）から開始．

【Step②】副作用を懸念する時は0.05mL/時(0.3mg/日，モルヒネ注換算3.75mg/日)，通常は0.10mL/時(0.6mg/日，モルヒネ注換算7.5mg/日)，強い症状の時は0.15mL/時(0.9mg/日，モルヒネ注換算11.25mg/日)などで開始．

【Step③】腎障害がある時は概ねeGFR 30で50%を目安に，さらに減量．

つまり，stage Ⅰ・0.5～1.0mL/時(2.5～5mg/日)程度から開始．「ヒドロモルフォンは腎障害時には慎重投与」とされることが多いが，添付文書には腎障害時の投与量の目安は記載されていない．筆者は経験的にモルヒネと同様，概ねeGFR 45で75%，eGFR 15で75%を目安に，減量して開始することが多い．

注意！ナルベイン注はモルヒネと同様2規格あり

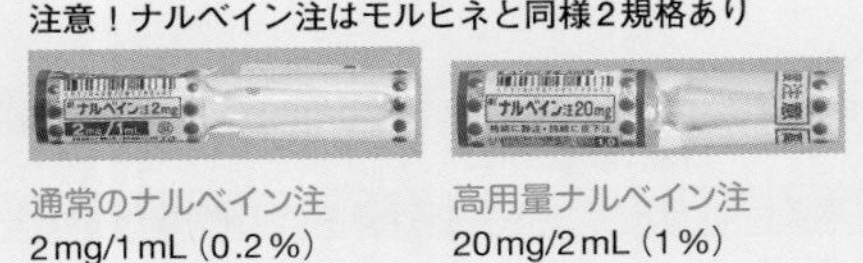

通常のナルベイン注
2mg/1mL（0.2%）

高用量ナルベイン注
20mg/2mL（1%）

Stage Ⅰ：ナルベイン注(2mg/mL) **1A（2mg/1mL）**＋生食7mL（計8mL）

流速 (mL/時)	ナルベイン注の1日投与量 (mg/日)	モルヒネ注換算 (mg/日)
0.05	0.3	3.75
0.10	0.6	7.5
0.15	0.9	11.25

⇒stage Ⅱ：0.1mL/時へ

Stage Ⅱ：ナルベイン注(2mg/mL) **2A (4mg/2mL)** ＋生食6mL (計8mL)

流速 (mL/時)	ナルベイン注の1日投与量 (mg/日)	モルヒネ注換算 (mg/日)
0.05	0.6	7.5
0.10	1.2	15
0.15	1.8	22.5
0.20	2.4	30
0.30	3.6	45
0.40	4.8	60

⇒stage Ⅲ：0.2mL/時へ)

Stage Ⅲ：ナルベイン注(2mg/mL) **4A (8mg/4mL)** ＋生食4mL (計8mL)

流速 (mL/時)	ナルベイン注の1日投与量 (mg/日)	モルヒネ注換算 (mg/日)
0.20	4.8	60
0.30	7.2	90
0.40	9.6	120

⇒stage Ⅳ：0.2mL/時へ

Stage Ⅳ：高用量ナルベイン注(20mg/2mL) **1A (20mg/2mL)** ＋生食8mL (計10mL)

流速 (mL/時)	ナルベイン注の1日投与量 (mg/日)	モルヒネ注換算 (mg/日)
0.20	9.6	120
0.30	14.4	180
0.40	19.2	240

stage Ⅴ：0.2mL/時へ

Stage Ⅴ：高用量ナルベイン注(20mg/2mL) **2A (40mg/4mL)** ＋生食6mL (計10mL)

流速 (mL/時)	ナルベイン注の1日投与量 (mg/日)	モルヒネ注換算 (mg/日)
0.20	19.2	240
0.30	28.8	360
0.40	38.4	480

※モルヒネ注とナルベイン注の換算比はばらつきがあるとされる．実証研究，添付文書の換算比などから，本表ではヒドロモルフォン注➡モルヒネ注は『×12.5』を採用している．

【フェンタニル注 持続皮下注の組成シート】

【Step①】疼痛(or呼吸困難　※ただし国内ガイドラインでは呼吸困難に対しては他のオピオイドに比べて低推奨)に対し，stage Ⅰ・0.20～0.40mL/時=フェンタニル注96～192μg/日(モルヒネ注換算4.8～9.6mg/日)から開始.

【Step②】副作用を懸念する時は0.20mL/時(96μg)，通常は0.30mL/時(148μg/日)，強い症状の時は0.40mL/時(192μg/日)から開始.

※フェンタニル注は腎障害時の用量調節は原則不要であるため，【Step③】はない(透析中であっても減量は原則不要).

Stage Ⅰ：フェンタニル注(0.1mg/2mL) **2A (0.2mg/4mL)** +生食6mL (計10mL)

流速 (mL/時)	フェンタニル注の1日投与量(μg/日)	モルヒネ注換算 (mg/日)
0.10	48	2.4
0.15	72	3.6
0.20	96	4.8
0.30	144	7.2
0.40	192	9.6

⇒stage Ⅱ：0.20mL/時へ

Stage Ⅱ：フェンタニル注(0.1mg/2mL) **4A (0.4mg/8mL)** +生食2mL (計10mL)

流速 (mL/時)	フェンタニル注の1日投与量(μg/日)	モルヒネ注換算 (mg/日)
0.20	192	9.6
0.30	288	14.4
0.40	384	19.2

⇒stage Ⅲ：0.40mL/時へ

Stage Ⅲ：フェンタニル注(0.1 mg/2 mL) **5A**
または，(0.25 mg/5 mL) **2A,**
または(**0.5 mg/10 mL**) **1A** 原液(計10 mL)

流速(mL/時)	フェンタニル注の1日投与量(μg/日)	モルヒネ注換算(mg/日)
0.40	480	24
0.45	540	27
0.50	600	30
0.60	720	36
0.70	840	42

⇒以降は，高用量のモルヒネ注，または
ナルベイン注などにスイッチ！！

※フェンタニル注射液には0.1 mg/2 mL製剤のほかに0.25 mg (5 mL)製剤，0.5 mg (10 mL)製剤も発売されているので，適宜組み合わせて，アンプルカット数を減らしたい.

巻末資料

④オピオイド持続静注の組成表(初級者向け)

『持続静注時の組成と速度』は『持続皮下注時の組成と速度』と同様にしても投与はできるが，静注を使うことが多い病棟では「1 or 2日毎のオーダーにして下さい」といわれることもあり，本シートを作成した．

【モルヒネ持続静注の組成シート】

【Step①】モルヒネは疼痛or呼吸困難に対し，stage Ⅰ・1.0～2.0mL/時＝モルヒネ注5～10mg/日から開始．

【Step②】副作用を懸念する時は1.0mL/時(5mg/日)，通常は1.5mL/時(7.5mg/日)，強い症状の時は2.0mL/時(10mg/日)で開始．

【Step③】腎障害がある時は，概ねeGFR 30で50%程度を目安にさらに減量．

つまり，stage Ⅰ・0.5～1.0mL/時(モルヒネ注2.5～5mg/日)程度から開始．「モルヒネは腎障害時には原則，使用しない」とされるが，保険適用の問題もあり選択せざるをえないこともある．筆者は経験的に概ねeGFR 45で75%，eGFR 15で75%を目安に，減量して開始することが多い．

Stage Ⅰ：モルヒネ注(10mg/mL) **1 A (10mg)** ＋
生食47mL (計48mL)

流速(mL/時)	モルヒネ注の1日投与量(mg/日)
0.5	2.5
1.0	5
1.5	7.5
2.0	10
3.0	15
4.0	20

⇒stage Ⅱ：2.0mL/時へ

Stage Ⅱ：モルヒネ注(10mg/mL) **2A (20mg)** ＋
生食46mL (計48mL)

流速(mL/時)	モルヒネ注の1日投与量(mg/日)
2.0	20
3.0	30
4.0	40

⇒stage Ⅲ：2.0mL/時へ

Stage Ⅲ：モルヒネ注(10mg/mL) **5A (50mg)** ＋
生食43mL (計48mL)

流速(mL/時)	モルヒネ注の1日投与量(mg/日)
2.0	50
3.0	75
4.0	100

⇒stage Ⅳ：2.0mL/時へ

Stage Ⅳ：モルヒネ注(10mg/mL) **10A (100mg)** ＋
生食38mL (計48mL)

流速(mL/時)	モルヒネ注の1日投与量(mg/日)
2.0	100
3.0	150
4.0	200

⇒stage Ⅴ：2.0mL/時へ

Stage Ⅴ：高用量モルヒネ注(200mg/5mL) **1A (200mg)** ＋生食43mL (計48mL)

流速(mL/時)	モルヒネ注の1日投与量(mg/日)
2.0	200
2.5	250
3.0	300
4.0	400

⇒stage Ⅵ：2.0mL/時へ

Stage Ⅵ：高用量モルヒネ注(200mg/5mL) **2A (400mg)** ＋生食38mL (計48mL)

流速(mL/時)	モルヒネ注の1日投与量(mg/日)
2.0	400
2.5	500
3.0	600
4.0	800

【オキシコドン持続静注の組成シート】

【Step①】オキシコドンは疼痛or呼吸困難に対し，stage Ⅰ・1.0～2.0mL/時＝5～10mg/日(モルヒネ注換算5～10mg/日)から開始．(オキシコドン注とモルヒネ注の換算比は1：1なので全く同じ値になる)．

【Step②】副作用を懸念する時は1.0mL/時(5mg/日)，通常は1.5mL/時(7.5mg/日)，強い症状の時は2.0mL/時(10mg/日)で開始．

【Step③】腎障害がある時は，概ねeGFR 30で50％程度を目安にさらに減量．

つまり，stage Ⅰ・0.5～1.0mL/時(2.5～5mg/日)程度から開始．「オキシコドンは腎障害時には慎重投与」とされることが多いが，添付文書には腎障害時の投与量の目安は記載されていない．筆者は経験的にモルヒネと同様，概ねeGFR 45で75％程度，概ねeGFR 15で75％程度を目安に，減量して開始することが多い．

Stage Ⅰ：オキファスト注(10mg/mL) **1A (10mg)**＋生食47mL (計48mL)

流速(mL/時)	オキファスト注の1日投与量(mg/日)
0.5	2.5
1.0	5
1.5	7.5
2.0	10
3.0	15
4.0	20

⇒stage Ⅱ：2.0mL/時へ

Stage Ⅱ：オキファスト注(10mg/mL) **2A** (**20mg**)＋生食46mL(計48mL)

流速(mL/時)	オキファスト注の1日投与量(mg/日)
2.0	20
3.0	30
4.0	40

⇒stage Ⅲ：2.0mL/時へ

Stage Ⅲ：オキファスト注(10mg/mL) **4A** (**40mg**)＋生食44mL(計48mL)

流速(mL/時)	オキファスト注の1日投与量(mg/日)
2.0	40
3.0	60
4.0	80

⇒stage Ⅳ：2.0mL/時へ

Stage Ⅳ：オキファスト注(10mg/mL) **8A** (**80mg**)＋生食40mL(計48mL)

流速(mL/時)	オキファスト注の1日投与量(mg/日)
2.0	80
3.0	120
4.0	160

⇒stage Ⅴ：2.0mL/時へ

Stage Ⅴ：オキファスト注(10mg/mL) **16A** (**160mg**)＋生食32mL(計48mL)

流速(mL/時)	オキファスト注の1日投与量(mg/日)
2.0	160
2.5	200
3.0	240
4.0	320

⇒モルヒネ注Stage Ⅵへ

※オキシコドン注はモルヒネ注と異なり高用量製剤が発売されていないため，投与量が多くなる場合はモルヒネ・ナルベイン注などに変更する必要がある．

【ヒドロモルフォン持続静注の組成シート】

【Step①】ナルベイン®は疼痛or呼吸困難に対し，stageⅠ・0.5～1.0mL/時＝ナルベイン注0.6～1.2mg/日(モルヒネ注換算7.5～15mg/日)から開始．

【Step②】副作用を懸念する時は0.3mL/時(0.36mg/日，モルヒネ注換算4.5mg/日)，通常は0.5mL/時(0.6mg/日，モルヒネ注換算7.5mg/日)，強い症状の時は0.7mL/時(0.84mg/日，モルヒネ注換算10.5mg/日)で開始．

【Step③】腎障害がある時は，概ねeGFR 30で50%程度を目安にさらに減量．

つまり，stageⅠ・0.5～1.0mL/時(2.5～5mg/日)程度から開始．「ヒドロモルフォンは腎障害時には慎重投与」とされることが多いが，添付文書には腎障害時の投与量の目安は記載されていない．筆者は経験的にモルヒネと同様，概ねeGFR 45で75%，eGFR 15で75%を目安に，減量して開始することが多い．

StageⅠ：ナルベイン注(2mg/mL) **1A (2mg/1mL)**＋生食39mL (計40mL)

流速 (mL/時)	ナルベイン注の1日投与量 (mg/日)	モルヒネ注換算 (mg/日)
0.5	0.6	7.5
1.0	1.2	15
1.5	1.8	22.5
2.0	2.4	30
3.0	3.6	45
4.0	4.8	60

⇒stageⅡ：2.0mL/時へ

Stage Ⅱ：ナルベイン注（2 mg/mL）**2A（4 mg/2 mL）**＋生食38 mL（計40 mL）

流速（mL/時）	ナルベイン注の1日投与量（mg/日）	モルヒネ注換算（mg/日）
2.0	4.8	60
3.0	7.2	90
4.0	9.6	120

⇒stage Ⅲ：2.0 mL/時へ

Stage Ⅲ：ナルベイン注（2 mg/mL）**4A（8 mg/4 mL）**＋生食36 mL（計40 mL）

流速（mL/時）	ナルベイン注の1日投与量（mg/日）	モルヒネ注換算（mg/日）
2.0	9.6	120
3.0	14.4	180
4.0	19.2	240

⇒stage Ⅳ：2.0 mL/時へ

Stage Ⅳ：高用量ナルベイン注（20 mg/2 mL）**1A（20 mg/2 mL）**＋生食46 mL（計48 mL）

流速（mL/時）	ナルベイン注の1日投与量（mg/日）	モルヒネ注換算（mg/日）
2.0	20	250
3.0	30	375
4.0	40	500

⇒stage Ⅴ：2.0 mL/時へ

Stage Ⅴ：高用量ナルベイン注（20 mg/2 mL）**2A（40 mg/4 mL）**＋生食44 mL（計48 mL）

流速（mL/時）	ナルベイン注の1日投与量（mg/日）	モルヒネ注換算（mg/日）
2.0	40	500
3.0	60	750
4.0	80	1,000

※モルヒネ注とナルベイン注の換算比はばらつきがあるとされる．実証研究，添付文書の換算比などから，本表ではヒドロモルフォン注➡モルヒネ注は『×12.5』を採用している．

【フェンタニル持続静注の組成シート】

【Step①】疼痛(or呼吸困難 ※ただし国内ガイドラインでは呼吸困難に対しては他のオピオイドに比べて低推奨です)に対し，stage Ⅰ・1.0～2.0mL/時＝フェンタニル注100～200μg/日(モルヒネ注換算5～10mg/日)から開始.

【Step②】副作用を懸念する時は1.0mL/時(100μg，モルヒネ注換算5mg/日)，通常は1.5mL/時(150μg/日，モルヒネ注換算7.5mg/日)，強い症状の時は2.0mL/時(200μg/日，モルヒネ注換算10mg/日)から開始.

※フェンタニル注は腎障害時の用量調節は原則不要のため，【Step③】はない(透析中であっても減量は原則，不要).

Stage Ⅰ：フェンタニル注(0.1mg/2mL) **2A (0.2mg/4mL)**＋生食44mL (計48mL)

流速(mL/時)	フェンタニル注の1日投与量(μg/日)	モルヒネ注換算(mg/日)
1.0	100	5
1.5	150	7.5
2.0	200	10
3.0	300	15
4.0	400	20

⇒stage Ⅱ：2.0mL/時へ

Stage Ⅱ：フェンタニル注(0.1mg/2mL) **4A (0.4mg/8mL)**＋生食40mL (計48mL)

流速(mL/時)	フェンタニル注の1日投与量(μg/日)	モルヒネ注換算(mg/日)
2.0	400	20
3.0	600	30
4.0	800	40

⇒stage Ⅲ：2.0mL/時へ

Stage Ⅲ：フェンタニル注（0.1 mg/2 mL）**8A（0.8 mg/16 mL）**＋生食32 mL（計48 mL）

流速（mL/時）	フェンタニル注の1日投与量（μg/日）	モルヒネ注換算（mg/日）
2.0	800	40
3.0	1,200	60
4.0	1,600	80

⇒stage Ⅳ：2.0 mL/時へ

Stage Ⅳ：フェンタニル注（0.1 mg/2 mL）**16A（1.6 mg/32 mL）**＋生食16 mL（計48 mL）

流速（mL/時）	フェンタニル注の1日投与量（μg/日）	モルヒネ注換算（mg/日）
2.0	1,600	80
3.0	2,400	120
4.0	3,200	160

⇒stage Ⅴ：3.0 mL/時へ

Stage Ⅴ：フェンタニル注（0.1 mg/2 mL）**24A（2.4 mg/48 mL）**原液（計48 mL）

流速（mL/時）	フェンタニル注の1日投与量（μg/日）	モルヒネ注換算（mg/日）
2.0	2,400	120
3.0	3,600	180
4.0	4,800	240
5.0	6,000	300
6.0	7,200	360
7.0	8,400	420
8.0	9,600	480

※フェンタニル注射液には0.1 mg/2 mL製剤のほかに0.25 mg（5 mL）製剤，0.5 mg（10 mL）製剤も発売されているので，適宜組み合わせて，アンプルカット数を減らしたい．

例：Stage Ⅲで8A（0.8 mg/16 mL）使用したい時は0.1 mg（2 mL）8Aではなく「0.1 mg（2 mL）3A＋0.5 mg（10 mL）1A」にすれば，アンプル数は8A→4Aに減らせる．

⑤モルヒネ・オキシコドン持続注射の組成表（中・上級者向け）

A【0.1％モルヒネ・オキシコドン（1mg/mL）】
①1％M・オキシコドン注 1mL ＋生食9mL ＝計10mL
②1％M・オキシコドン注 5mL ＋生食45mL ＝計50mL
③1％M・オキシコドン注 10mL ＋生食90mL ＝計100mL
④1％M・オキシコドン注 25mL ＋生食225mL＝計250mL

流速（mL/時）	モルヒネ注の1日投与量（mg/日）
0.05	1.2
0.1	2.4
0.15	3.6
0.2	4.8
0.25	6
0.3	7.2

流速（mL/時）	モルヒネ注の1日投与量（mg/日）
0.35	8.4
0.4	9.6
0.45	10.8
0.5	12
0.55	13.2
0.6	14.4

B【0.2％モルヒネ・オキシコドン（2mg/mL）】
⑤1％M・オキシコドン注 2mL ＋生食8mL ＝計10mL
⑥1％M・オキシコドン注 10mL ＋生食40mL ＝計50mL
⑦1％M・オキシコドン注 20mL ＋生食80mL ＝計100mL
⑧1％M・オキシコドン注 50mL ＋生食200mL＝計250mL

流速（mL/時）	モルヒネ注の1日投与量（mg/日）
0.05	2.4
0.1	4.8
0.15	7.2
0.2	9.6
0.25	12
0.3	14.4

流速（mL/時）	モルヒネ注の1日投与量（mg/日）
0.35	16.8
0.4	19.2
0.45	21.6
0.5	24
0.55	26.4
0.6	28.8

C【0.5％モルヒネ・オキシコドン（5mg/mL）】
⑨1％M・オキシコドン注 5mL ＋生食5mL ＝計10mL
⑩1％M・オキシコドン注 25mL ＋生食25mL ＝計50mL
⑪1％M・オキシコドン注 50mL ＋生食50mL ＝計100mL
⑫1％M・オキシコドン注 125mL ＋生食125mL ＝計250mL

流速（mL/時）	モルヒネ注の1日投与量（mg/日）
0.05	6
0.1	12
0.15	18
0.2	24
0.25	30
0.3	36

流速（mL/時）	モルヒネ注の1日投与量（mg/日）
0.35	42
0.4	48
0.45	54
0.5	60
0.55	66
0.6	72

- モルヒネ注（下表では「M」と記載）とオキシコドン注はともに「1%注（10mg/1mL，50mg/5mL）」が発売されており，モルヒネのみ「高用量4%モルヒネ注（200mg/5mL）」が発売されている．濃度・速度の組み合わせで，同じ1日投与量になるものが3ヵ所以上ある欄は同じ色で示した．組成変更時の参考にしてほしい．
- 持続注射にハロペリドールなどを混注する場合，『その速度で薬液全体が●日で投与されるかを計算し，「ハロペリドールなどの薬剤の1日投与量×●日」分の生食を減量した上で，ハロペリドールなどの薬剤を置き換えてオーダー』すれば良い．

D【1%モルヒネ・オキシコドン（10mg/mL）】

⑬ 1% M・オキシコドン注 10mL ＋生食なし＝ 計10mL
⑭ 1% M・オキシコドン注 50mL ＋生食なし＝ 計50mL
⑮ 1% M・オキシコドン注 100mL ＋生食なし＝ 計100mL
⑯ 1% M・オキシコドン注 250mL ＋生食なし＝ 計250mL

流速（mL/時）	モルヒネ注の1日投与量（mg/日）
0.05	12
0.1	24
0.15	36
0.2	48
0.25	60
0.3	72

流速（mL/時）	モルヒネ注の1日投与量（mg/日）
0.35	84
0.4	96
0.45	108
0.5	120
0.55	132
0.6	144

E【2%モルヒネ（20mg/mL）】

⑰ 4%高用量モルヒネ注 5mL ＋生食5mL ＝ 計10mL
⑱ 4%高用量モルヒネ注 25mL ＋生食25mL ＝ 計50mL
⑲ 4%高用量モルヒネ注 50mL ＋生食50mL ＝ 計100mL
⑳ 4%高用量モルヒネ注 125mL ＋生食125mL ＝ 計250mL

流速（mL/時）	モルヒネ注の1日投与量（mg/日）
0.05	24
0.1	48
0.15	72
0.2	96
0.25	120
0.3	144

流速（mL/時）	モルヒネ注の1日投与量（mg/日）
0.35	168
0.4	192
0.45	216
0.5	240
0.55	264
0.6	288

F【4%モルヒネ（10mg/mL）】

⑬ 4%高用量モルヒネ注 10mL ＋生食なし＝ 計10mL
⑭ 4%高用量モルヒネ注 50mL ＋生食なし＝ 計50mL
⑮ 4%高用量モルヒネ注 100mL ＋生食なし＝ 計100mL
⑯ 4%高用量モルヒネ注 250mL ＋生食なし＝ 計250mL

流速（mL/時）	モルヒネ注の1日投与量（mg/日）
0.05	48
0.1	96
0.15	144
0.2	192
0.25	240
0.3	288

流速（mL/時）	モルヒネ注の1日投与量（mg/日）
0.35	336
0.4	384
0.45	432
0.5	480
0.55	528
0.6	576

⑥ヒドロモルフォン持続注射の組成表（中・上級者向け）

A【0.025％ナルベイン（0.25mg/mL）】
①0.2％ナルベイン注 1A　+生食7mL　＝計8mL
②0.2％ナルベイン注 6A　+生食42mL　＝計48mL
③0.2％ナルベイン注 12A　+生食84mL　＝計96mL
④1％高用量ナルベイン注 3A +生食234mL ＝計240mL

流速（mL/時）	ナルベインの1日投与量（mg/日）	モルヒネ注換算の1日投与量（mg/日）
0.05	0.3	3.75
0.1	0.6	7.5
0.15	0.9	11.25
0.2	1.2	15
0.25	1.5	18.75
0.3	1.8	22.5

流速（mL/時）	ナルベインの1日投与量（mg/日）	モルヒネ注換算の1日投与量（mg/日）
0.35	2.1	26.25
0.4	2.4	30
0.45	2.7	33.75
0.5	3	37.5
0.55	3.3	41.25
0.6	3.6	45

B【0.05％ナルベイン（0.5mg/mL）】
①0.2％ナルベイン注 2A　+生食6mL　＝計8mL
②0.2％ナルベイン注 12A　+生食36mL　＝計48mL
③0.2％ナルベイン注 24A　+生食72mL　＝計96mL
④1％高用量ナルベイン注 6A +生食228mL ＝計240mL

流速（mL/時）	ナルベインの1日投与量（mg/日）	モルヒネ注換算の1日投与量（mg/日）
0.05	0.6	7.5
0.1	1.2	15
0.15	1.8	22.5
0.2	2.4	30
0.25	3	37.5
0.3	3.6	45

流速（mL/時）	ナルベインの1日投与量（mg/日）	モルヒネ注換算の1日投与量（mg/日）
0.35	4.2	52.5
0.4	4.8	60
0.45	5.4	67.5
0.5	6	75
0.55	6.6	82.5
0.6	7.2	90

C【0.1％ナルベイン（1mg/mL）】
⑤0.2％ナルベイン注 5A　+生食5mL　＝計10mL
⑥0.2％ナルベイン注 25A　+生食25mL　＝計50mL
⑦1％高用量ナルベイン注 5A　+生食90mL　＝計100mL
⑧1％高用量ナルベイン注 12A +生食216mL ＝計240mL

流速（mL/時）	ナルベインの1日投与量（mg/日）	モルヒネ注換算の1日投与量（mg/日）
0.05	1.2	15
0.1	2.4	30
0.15	3.6	45
0.2	4.8	60
0.25	6	75
0.3	7.2	90

流速（mL/時）	ナルベインの1日投与量（mg/日）	モルヒネ注換算の1日投与量（mg/日）
0.35	8.4	105
0.4	9.6	120
0.45	10.8	135
0.5	12	150
0.55	13.2	165
0.6	14.4	180

ヒドロモルフォン注は「0.2%ナルベイン®注(2mg/1mL)」と「1%高用量ナルベイン®注(20mg/2mL)」の2種類が発売されている. モルヒネとナルベインの換算比にはばらつきがあるが, 本表では「ナルベインの1日投与量」×12.5=「モルヒネ注換算の1日投与量」として記載している. 濃度・速度の組み合わせで, 同じ1日投与量になるものが3ヵ所以上ある欄を同じ色で示した. 組成変更時の参考にしてほしい.

D【0.2%ナルベイン(2mg/mL)】

⑨0.2%ナルベイン注 10A　+生食なし　= 計10mL
⑩1%高用量ナルベイン注 5A　+生食40mL　= 計50mL
⑪1%高用量ナルベイン注 10A +生食80mL　= 計100mL
⑫1%高用量ナルベイン注 25A +生食200mL = 計250mL

流速(mL/時)	ナルベインの1日投与量(mg/日)	モルヒネ注換算の1日投与量(mg/日)
0.05	2.4	30
0.1	4.8	60
0.15	7.2	90
0.2	9.6	120
0.25	12	150
0.3	14.4	180
0.35	16.8	210
0.4	19.2	240
0.45	21.6	270
0.5	24	300
0.55	26.4	330
0.6	28.8	360

E【0.5%ナルベイン(5mg/mL)】

⑬1%高用量ナルベイン注 2A　+生食4mL　= 計8mL
⑭1%高用量ナルベイン注 12A +生食24mL　= 計48mL
⑮1%高用量ナルベイン注 24A +生食48mL　= 計96mL
⑯1%高用量ナルベイン注 60A +生食120mL = 計240mL

流速(mL/時)	ナルベインの1日投与量(mg/日)	モルヒネ注換算の1日投与量(mg/日)
0.05	6	75
0.1	12	150
0.15	18	225
0.2	24	300
0.25	30	375
0.3	36	450
0.35	42	525
0.4	48	600
0.45	54	675
0.5	60	750
0.55	66	825
0.6	72	900

F【1%ナルベイン(10mg/mL)】

⑰1%高用量ナルベイン注 5A　+生食なし= 計10mL
⑱1%高用量ナルベイン注 25A　+生食なし= 計50mL
⑲1%高用量ナルベイン注 50A　+生食なし= 計100mL
⑳1%高用量ナルベイン注 125A +生食なし= 計250mL

流速(mL/時)	ナルベインの1日投与量(mg/日)	モルヒネ注換算の1日投与量(mg/日)
0.05	12	150
0.1	24	300
0.15	36	450
0.2	48	600
0.25	60	750
0.3	72	900
0.35	84	1050
0.4	96	1200
0.45	108	1350
0.5	120	1500
0.55	132	1650
0.6	144	1800

⑦内服できる時の頓用指示例一覧

※投与間隔や投与回数は目安であり，適宜調節を．

【発熱時】

【疼痛時】の①～②と同じだが，アセトアミノフェンは1回300～500mg，最大1,500mg/日までとなる．

【疼痛時】

〈同類の非オピオイドを定時内服していない時〉

①アセトアミノフェン
カロナール® 錠(200，300，500mg，細粒)
1回10～15mg/kg(1,000mgは超えない)を内服
4時間あけて，1日4回まで(最大4,000mg/日)

- 1回10～15mg/kgを目安とし，4,000mg/日を限度とする．体重50kg未満の成人や2歳以上の小児では，体重1kgあたり1回15mgを上限として投与し，1日総量は60mg/kgを限度とする．

②NSAIDs，ロキソプロフェンなど
ロキソニン® 錠(60mg) 1錠
4時間あけて，1日3回まで．

〈非オピオイドを使用している時〉

※処方量はオピオイドナイーブの方の開始量を想定.

〈弱オピオイド〉

③トラマドール

トラマール®OD錠(25mg) 1錠

4時間あけて，1日4回まで.

④コデインリン酸塩水和物

コデイン®（錠または散）20mg

4時間あけて，1日6回まで.

※コデイン20mg≒経口モルヒネ3mg換算.

〈強オピオイド〉

⑤モルヒネ

オプソ®内服液(5mg) 1包，モルヒネ末・錠5mg

⑥オキシコドン

オキシコドン®錠(2.5mg) 1錠，または

オキノーム®散 or オキシコドン内服液(2.5mg) 1包

⑦ヒドロモルフォン

ナルラピド®錠(1mg) 1錠

- ⑤～⑦はいずれも1時間以上の間隔をあけて，くり返し服用可(回数の上限は設定しなくても良い).

【呼吸困難時】

〈抗不安薬〉

⑧ロラゼパム(特に肝障害のある時)
ワイパックス® 錠(0.5mg)
0.5～1錠内服．4時間あけて，1日3mgまで．

⑨アルプラゾラム
ソラナックス®，コンスタン® 錠(0.4mg)
0.5～1錠内服．4時間あけて，1日2.4mgまで．

〈呼吸困難時のオピオイド〉

⑩【疼痛時】の④～⑦と同じ．

【不安時】

【呼吸困難時】の抗不安薬⑧・⑨と同じ．
※効果は弱いがふらつきなどの副作用が少なく，
　高齢者など安全を重視する時は以下を使用．
⑪クロチアゼパム
リーゼ® 錠(5，10mg錠，10%顆粒)
2.5～10mg内服．4時間あけて，1日30mgまで．

【不眠時】

※「不安が強くて」眠れない場合は，抗不安薬⑧・⑨を不眠に対して試しても良い．

〈原則は依存性の少ないデエビゴ®，またはベルソムラ®を選択する．特に中途覚醒に対して有効〉

⑫レンボレキサント（デエビゴ®錠）
就寝前に5mgを内服．効果不十分な場合は，最高10mgまで増量可．
※中等度肝障害，重度腎障害，脳障害がある場合は2.5mgから開始し，最高5mgまで投与可．

⑬スボレキサント（ベルソムラ®錠）
就寝前に20mg内服（高齢者では15mg内服）．

〈上記で眠れない時，特に入眠障害に対して有効〉

超短時間作用型のベンゾジアゼピン系
⑭エスゾピクロン（ルネスタ®錠）など．
成人では3mg/日，高齢者では2mg/日まで．
または短時間作用型のベンゾジアゼピン系

⑮ブロチゾラム（レンドルミン®錠）など．
眠前0.25で開始し0.5mg/日まで．

【興奮ではない軽い不穏を伴う不眠に対して】

⑯トラゾドン（デジレル®またはレスリン®錠）
眠前，または夕食後25～50mgを内服．
※効果が乏しければ，抗精神病薬に変更する．

【不穏時】

〈中等度以上の糖尿病がない時〉

⑰クエチアピン
セロクエル® 錠(25mg)眠前，もしくは夕食後．1時間あけて1日2回まで同量を追加可．前日の追加投与分を定時薬に上乗せしつつ調節，最大100mg/日程度まで．せん妄が改善したら中止．

〈糖尿病がある時〉

⑱リスペリドン
リスパダール® 内用液(0.5mg)眠前，もしくは夕食後．1時間あけて1日2回まで同量を追加可．前日の追加分を上乗せしつつ調節．最大3mg/日程度まで．

〈⑰や⑱でも不穏が安定しない時〉

※⑰クエチアピンや⑱リスペリドンは主に夜間せん妄に対しての使用を想定しているが，日中も持続するせん妄には⑲オランザピンの定時内服が使いやすい．オランザピンを定時内服する場合でも，不穏時にクエチアピンやリスペリドンを設定しておくと，家族や看護師が困らない(オランザピンは半減期が長いので頓用には向かない)．

⑲オランザピン(OD錠もある)
ジプレキサ® 錠(2.5，5，10mg)
眠前，もしくは夕食後に2.5mgで開始．
※(体格なども考慮しつつ)不穏が強い時は5mgで開始しても良いが，鎮静効果が強いため，傾眠などの副作用が強く出る時は減量する．

【嘔気時】

〈薬剤性・電解質異常など，おもに化学性由来の時〉

⑳プロクロルペラジン
ノバミン® 錠(5mg)を1回1錠,
4時間あけて1日4回まで.

〈消化管由来の時(消化管閉塞には禁忌)〉

㉑メトクロプラミド
プリンペラン® 錠(5mg)を1回1錠,
4時間あけて1日4回まで.
㉒ドンペリドン
ナウゼリン® 錠(10mg)を1回1錠,
4時間あけて1日3回まで.

〈前庭由来の時〉

㉓ジフェンヒドラミン/ジプロフィリン配合剤
トラベルミン® 配合錠，1回1錠,
4時間あけて1日4回まで.

〈原因不明の時〉

【不穏時】の⑰クエチアピンなど，抗精神病薬も嘔気時に使用可.
※終末期の嘔気は原因が特定できないことも多く，そのような時もMARTAであるクエチアピン・オランザピン・シクレスト® 舌下錠などを試して良い.

巻末資料

⑧内服困難時における舌下・坐剤の頓用指示例一覧

※疼痛時（呼吸困難時もオピオイドであれば同様に使用可），発熱時，不眠時，不穏時，嘔気時，便秘時の7つは，頓用薬を設定しておくと良い．在宅医療ではこれらを2～3回分ずつ処方しておけば，ルートがなくかつ内服困難の時も，家族や看護師の対応のみで症状が緩和できることがある（必要時は要往診）．

※投与間隔や投与回数は目安であり，適宜調節を．

【発熱時】

【疼痛時】の①～②と同じだが，アセトアミノフェンは1回最大500mgかつ1,500mg/日までとなる．

【疼痛時】

〈非オピオイドを使用していない時〉

①アセトアミノフェン

カロナール®坐剤（100，200，400mg）

1回10～15mg/kgを目安に，直腸内挿入．

4時間以上あけて1日4回まで．

②NSAIDs，ジクロフェナクなど

ボルタレン®サポ®坐剤（12.5，25，50mg）

疼痛時25～50mgなど，1回1個を肛門内挿入．

緩和戦略

※ジクトル®テープ2～3枚/日は定期薬だが内服困難でもオピオイド持続注射中でも使用でき，がん疾患や高齢者の有力な選択肢となる．

〈非オピオイドを使用している時〉

〈弱オピオイド〉

③ブプレノルフィン

レペタン®坐剤(0.2, 0.4mg)

疼痛時0.2mgなど, 1回1個を肛門内挿入.

〈強オピオイド〉

④モルヒネ坐剤

アンペック®坐剤(10, 20, 30mg)

疼痛時10mgなど, 1回1個を肛門内挿入.

緩和戦略

アンペック®坐剤は内服困難で持続注射も使用できない患者において, ベースでもレスキューにも設定できる. 症状が軽い場合には選択肢となるが調節性は良くないため, 可能であれば持続注射にしたほうが安定するし, レスキューも容易である.

※処方量はオピオイドナイーブの方の開始量を想定.

【呼吸困難時】

〈抗不安薬〉

⑤ジアゼパム

ダイアップ®坐剤(4, 6, 10mg)

呼吸困難時6mgなど, 1回1個を肛門内挿入.

⑥ブロマゼパム

セニラン®坐剤(3mg)

呼吸困難時3mgなど, 1回1個を肛門内挿入.

【不安時】

【呼吸困難時】の抗不安薬⑤・⑥と同じ.

【不眠時】

【呼吸困難時】の抗不安薬⑤・⑥と同じ.

【不穏時】

【呼吸困難時】の抗不安薬⑤・⑥と同じ.
⑦アセナピン
シクレスト®舌下錠(5, 10mg)
眠前もしくは夕食後, 2.5mgで開始.
1日2回まで.

- 維持用量は1回5mgを1日2回とし, 最高用量は1回10mgを1日2回まで,

【嘔気時】

【不穏時】の⑦アセナピン(シクレスト® 舌下錠)と同じ. アセナピンはクエチアピンやオランザピンと同様, 多元受容体作用抗精神病薬(MARTA)であるため, 原因が特定できない嘔気でも効果を発揮することがある.

〈消化管由来の時(ただし消化管閉塞には禁忌)〉

⑧ドンペリドン(10, 30, 60mg)
ナウゼリン® 坐剤 30〜60mgを1個,
直腸内挿入. 1日2回程度まで.

【便秘時】

⑨炭酸水素ナトリウム・無水リン酸二水素ナトリウム配合剤
新レシカルボン® 坐剤 1回1個を排便があるまで数日間, 直腸内に投与.

⑩グリセリン浣腸液
30〜60mL(添付文書上は1回10〜150mL)を排便があるまで数日間, 直腸内に注入する.

⑨皮下注射・皮下点滴または経静脈投与の頓用指示例一覧

【発熱時】

【疼痛時】の①～②と同じだが，アセトアミノフェンは1回300～500mg，最大1,500mg/日となる．

【疼痛時】

〈非オピオイドを使用していない時〉

①アセトアミノフェン
アセリオ®静注液（1,000mg/100mL）
300～1,000mgを15分かけて静脈内投与．
4時間以上間隔をあけて1日4回まで．

- 1回10～15mg/kgを目安に適宜増減し，4,000mg/日を限度とする．体重50kg未満の成人や2歳以上の小児では体重1kgあたり1回15mgを上限として静脈内投与し，1日総量は60mg/kgを限度とする．

②NSAIDs，フルルビプロフェン アキセチル
ロピオン®注（50mg/5mL）0.5～1A＋生食 50mL
30分程度で静脈内投与．150mg/日まで．

〈非オピオイドを使用している時〉

※処方量はオピオイドナイーブの方の開始量を想定.

〈強オピオイド〉

③モルヒネ

塩酸モルヒネ®注(10mg/1mL)

0.3mL(3mg)を皮下注射. 効きめが弱ければ, 1回0.5mL(5mg)に増量. 症状再然時, 追加投与.

④オキシコドン

オキファスト®, オキシコドン®注(10mg/1mL)

0.3mL(3mg)を皮下注射. 効きめが弱ければ, 1回0.5mL(5mg)に増量. 症状再然時, 追加投与.

⑤ヒドロモルフォン

ナルベイン®注(2mg/mL) 0.2mL(0.4mg)を皮下注射. (≒モルヒネ注換算5mg)症状再燃時, 追加投与.

⑥フェンタニル

フェンタニル®注(0.1mg/2mL, 0.25mg/5mL, 0.5mg/10mL)

1mL(0.05mg)を皮下注射. (≒モルヒネ注換算2.5mg)症状再燃時, 追加投与.

巻末資料

【呼吸困難時】

〈抗不安薬〉

⑦ミダゾラム

ドルミカム®注(10mg/2mL)

2.5mg(0.5mL)を生食50mLに溶解し, 30分以

上かけて静脈または皮下点滴で投与.
※0.5mLを皮下注射で投与している施設もある.

⑧オピオイド【疼痛時】の③～⑤と同じ(フェンタニルは呼吸困難に対しては推奨されない).

【不安時】

【呼吸困難時】の抗不安薬⑦と同じ.

【不眠時】

【呼吸困難時】の，抗不安薬⑦ミダゾラムと同じ.

⑨ヒドロキシジン
アタラックス®-P注(25 or 50mg/A) 25～50mgを生食50mLに溶解し静脈点滴または皮下点滴.または原液を筋注. 4時間あけて再投与可.
※ヒドロキシジンは，ミダゾラムやフルニトラゼパムが使用できない場合などに使いやすい.

⑩フルニトラゼパム
サイレース®注(2mg/A) 0.5～1mgを生食50～100mLに溶解し，呼吸数≧10を確認しつつ，60分程度で静脈点滴または皮下点滴.
※高齢でなくとも一晩の最大量は1A(2mg/日)までとしたい.

【不穏時】

⑪ハロペリドール

セレネース® 注(5mg/A) 2.5～5mgを生食50mLに溶解し，静脈点滴または皮下点滴で30分～1時間程度で投与．1日10mgまで．

※皮下注射で投与している施設もある．

※パーキンソン病やパーキンソン症候群には禁忌．

※催眠作用は弱いため，⑪だけで入眠できない時は，⑦ミダゾラム(2.5～5mg)や⑨ヒドロキシジン(25～50mg)を混注して投与すると良い．

⑫クロルプロマジン

コントミン® 注(10，25，50mg/A) 5～12.5mgを生食50mLに溶解し，静脈点滴または皮下点滴で30分～1時間程度で投与．

※皮下注射で投与している施設もある．

【嘔気時】

〈薬剤性・電解質異常など化学性由来の時〉

ハロペリドール．投与方法は⑪と同様．

〈消化管由来の時(消化管閉塞には禁忌)〉

⑬メトクロプラミド

プリンペラン® 注(10mg/2mL) 5～10mLを生食50mLに溶解し，静脈点滴または皮下点滴で投与．または原液を皮下注または筋注．1日20mgまで．

⑩オピオイドスイッチング・投与経路変更時のタイミング

• 経口モルヒネ換算120mg以上の場合には，原則として一度に変更せず，30〜50％ずつ段階的に置き換える．

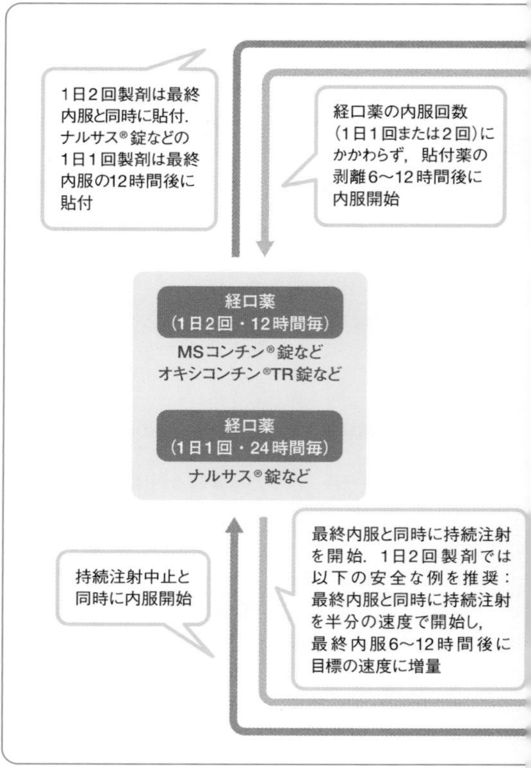

1日2回製剤は最終内服と同時に貼付．ナルサス®錠などの1日1回製剤は最終内服の12時間後に貼付

経口薬の内服回数（1日1回または2回）にかかわらず，貼付薬の剥離6〜12時間後に内服開始

経口薬（1日2回・12時間毎）
MSコンチン®錠など
オキシコンチン®TR錠など

経口薬（1日1回・24時間毎）
ナルサス®錠など

持続注射中止と同時に内服開始

最終内服と同時に持続注射を開始．1日2回製剤では以下の安全な例を推奨：最終内服と同時に持続注射を半分の速度で開始し，最終内服6〜12時間後に目標の速度に増量

• 本表は「症状がコントロールできている時」の変更時タイミング例であり，症状悪化時にはこの限りではない．症状が強く「内服または貼付薬から持続注射に変更する場合」など，実臨床ではこの図ほど待たずに変更することも少なくない．「オピオイド変更時の至適用量はわからない」ことは緩和医療の重要な原則であり，いずれにせよ変更時は慎重に観察すること．

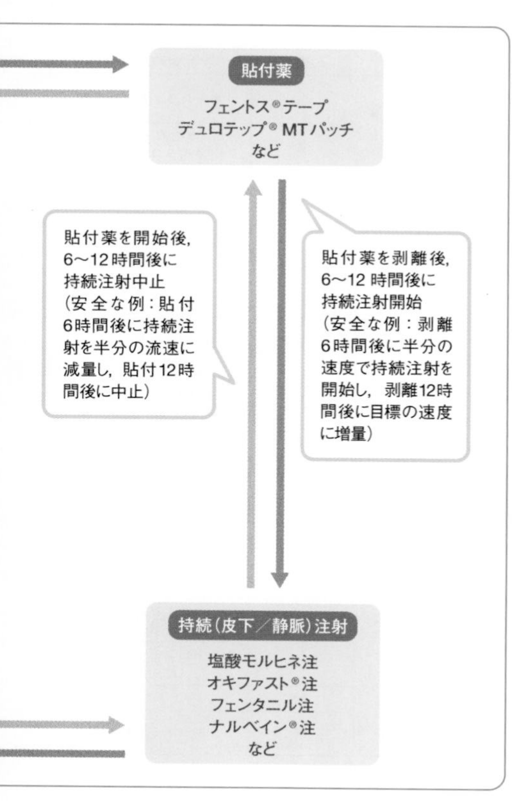
貼付薬
フェントス®テープ
デュロテップ® MTパッチ
など
貼付薬を開始後，6〜12時間後に持続注射中止（安全な例：貼付6時間後に持続注射を半分の流速に減量し，貼付12時間後に中止）
貼付薬を剥離後，6〜12 時間後に持続注射開始（安全な例：剥離6時間後に半分の速度で持続注射を開始し，剥離12時間後に目標の速度に増量）
持続（皮下／静脈）注射
塩酸モルヒネ注
オキファスト®注
フェンタニル注
ナルベイン®注
など

⑪経口・貼付オピオイド製剤一覧

薬剤		
一般名	徐放性 or 速放性製剤	主な商品名
ヒドロモルフォン	徐	ナルサス®錠
	速	ナルラピド®錠
オキシコドン	徐	オキシコンチン®TR錠
	速	オキノーム®散 オキシコドン®錠
フェンタニル	徐	フェントス®テープ
	ROO*2	アブストラル®舌下錠
		イーフェン®バッカル錠
タペンタドール	徐	タペンタ®錠
モルヒネ	徐	MSコンチン®錠 MSツワイスロン®カプセル
		モルペス®細粒 (モルヒネ徐放細粒分包)
		カディアン®カプセル
		パシーフ®カプセル
	速	オプソ®
		モルヒネ錠
		モルヒネ原末
コデイン	速	コデインリン酸塩 錠，散，原末
		ジヒドロコデインリン酸塩 散，原末
トラマドール	徐	ワントラム®錠
	速	トラマール®OD錠

＊1：強オピオイドで最も少ない量(副作用が少ない)から投与できる錠剤は，ナルサス®錠2mg (≒経口モルヒネ10mg)である．

＊2：ROO = Rapid-onset opioid 製剤の略(p.116参照)．

＊3：一般に速放性製剤は定期投与しないが，非がんの呼吸困難に対し経口オピオイドで保険適用がある薬剤はモルヒネ錠・原末とコデインのみであり，定期投与する場合も想定される．

	規格(mg)	定期投与時の1日最小投与量(mg)	定期投与時の1日内服回数
	2，6，12，24	2 (経口モルヒネ換算：10)＊1	1日1回
	1，2，4		
	5，10，20，40	10 (経口モルヒネ換算：15)	1日2回
	2.5，5，10		
	0.5，1，2 4，6，8	0.5 (経口モルヒネ換算：15)	1日1回
	100，200，400 (μg)		
	50，100，200 400，600，800 (μg)		
	25，50，100	50 (経口モルヒネ換算：15)	1日2回
	10，30，60	経口モルヒネ 20	1日2回
	10，30		
	20，30，60		1日1回
	30，60，120	経口モルヒネ 30	
	5，10		
	10		1日4〜 6回＊3
	原末	原末製剤は調整可	
	5，20mg錠 原末 1%散(10mg/g) 10%散(100mg/g)	20mgを1日4回投与では 経口モルヒネ換算12mg ※コデイン20mg≒ 経口モルヒネ3mg	1日4〜 6回＊3
	100	(経口モルヒネ換算：20)	1日1回
	25，50	1日4回投与では100 (経口モルヒネ換算：20)	1日4回

⑫オピオイド製剤換算表（mg/日）

	経口換算比		
モルヒネ	1	経口モルヒネ製剤	
	0.67 (2/3)	アンペック®坐剤 (10, 20, 30 mg)	
	0.5 (1/2)	モルヒネ注	
オキシコドン	1	オキシコドン錠，内服液 オキシコドン徐放錠 (5, 10, 20, 40 mg)	
	0.75 (3/4)	オキファスト®注	
ヒドロモルフォン*1	1	ナルサス®錠 (2, 6, 12, 24 mg)	
	0.2 (1/5)	ナルベイン®注 (2 mg/mL, 20 mg/2 mL)	
フェンタニル	−	フェントス®テープ (1日用)	
	−	デュロテップ®MTパッチ (3日用)	
	−	フェンタニル®注 (0.1 mg/2 mL, 0.25 mg/5 mL, 0.5 mL/10 mL)	
タペンタドール	5 (経口オキシコドン換算)	タペンタ®錠 (25, 50, 100 mg)	
トラマドール	10 (経口オキシコドン換算)	トラマール®錠 (25, 50 mg)	
[レスキュー]*2 (mg/回)		オプソ®内服液(5, 10 mg)	
		アンペック®坐剤 (10, 20, 30 mg)	
		オキノーム®散 オキシコドン錠 (2.5, 5, 10, 20 mg)	
		ナルラピド®錠 (1, 2, 4 mg)	

＊1：ナルベイン®注の添付文書にはナルサス®錠の1/5，モルヒネ注の1/8，と2つの換算比が記載されているが，本表ではナルサス®錠の1/5の投与量を記載した．

オピオイド製剤の換算は＝ではなく「≒（ニアリーイコール）」である．筆者はオピオイド変更時は，症状コントロールができている投与経路の変更であれば，特に内服から注射に変更する時は「不完全な交差耐性」や「生体利用率」を考慮し，この換算から20〜30％減量して変更している．強い副作用が出現すると投与継続が困難になることもあり，少なめから増量するほうが，結果的に調節は容易であることが多い．

	15	30	60	120	180	240	360
	10	20	40	80	120		
	7.5	15	30	60	90	120	180
	10	20	40	80	120	160	240
	7.5	15	30	60	90	120	180
	3	6	12	24	36	48	72
	0.6	1.2	2.4	4.8	7.2	9.6	14.4
	0.5	1	2	4	6	8	
		2.1	4.2	8.4	12.6	16.8	
	0.15	0.3	0.6	1.2	1.8	2.4	3.6
	50	100	200	400			
	75	150	300				
		5	10	20	30	40	60
	5	5〜10	10	20	30	40	60
	2.5	2.5〜5	10	15	20	30	40
		1	2	4	6	8	12

＊2：注射以外のレスキュー量は概ね1日投与量（ベース量）の1/8〜1/4の範囲内で記載した．

事項索引

外国語

日本語

あ行

か行

さ行

た 行

な 行

は 行

薬剤名索引

カ行

サ行

マ 行

ラ 行

ワ行

著者略歴

宇井睦人　ういむつひと
医師・公認心理師

やさしい美容皮膚科・皮フ科 秋葉原院 副院長
湘南鎌倉総合病院 総合診療科 院外指導医
順天堂大学 緩和医療学研究室

2007年順天堂大学医学部を卒業後，東京都立多摩総合医療センターで離島医療を含む救急・総合診療の研鑽を積む．平均余命1年の娘を授かったことなどから緩和医療を志し，国立病院機構東京医療センター・川崎市立井田病院・順天堂大学医学部附属病院などで在宅医療を含めた幅広い緩和医療を学ぶ．大学教員として医学部卒前教育にも従事しつつ，静岡家庭医養成プログラムを経て湘南鎌倉総合病院 総合診療科・緩和ケアチーム部長．

主な監修・編集書籍に「病院家庭医」「まるっと！アドバンス・ケア・プランニング」などがある．

『緩和ケアを得意とする総合診療医』もしくは『総合診療を基盤とする緩和ケア医』として全国から相談を請け負い，若手医師のキャリアサポートも手がけている．

日本専門医機構認定総合診療専門医・特任指導医，日本プライマリ・ケア連合学会家庭医療専門医・指導医，日本緩和医療学会認定医・研修指導医，日本内科学会総合内科専門医，医療政策学修士．

ご相談はX（Twitter）アカウント：@muttouiまで．

Webサイト『緩和アカデミー』は以下のQRコードからアクセス．

緩和ケアポケットマニュアル

2019年　5月　1日　1版1刷
2022年　4月　1日　2版1刷
2023年　7月20日　　　3刷
2024年　5月　1日　3版1刷

著　者
宇井睦人（うい むつひと）

発行者
株式会社 南山堂　代表者 鈴木幹太
〒113-0034　東京都文京区湯島4-1-11
TEL 代表 03-5689-7850　　www.nanzando.com

ISBN 978-4-525-20983-4